JN095251

日々のぽかん体操

文 川崎智子
絵 ワタナベケンイチ

雷鳥社

はじめに

はじめまして。整体指導者の川崎智子です。本書を手にとってくださり、ありがとうございます。この本は、じぶんの体と心地よく、機嫌よく過ごすための整体体操の本です。一年をとおして、季節に応じた体操を十日ごとに「動詞」でご紹介しています。

季節がめぐるとき、私たち人間の体や心の状態にも変化があります。冬は寒くて外に出たくなかったり、夏は暑くて頭がぼーっとしてしまったり。さらに、体には呼吸・心拍数などのリズムがあります。整体では〝体の波〟と呼んでいますが、この波がだいたい十日ごとに変化して、体と心の低調・好調期に影響しているのです。そのため、本書では十日をひとつの区切りとしました。〝体の波〟と季節のリズムを観察してうまれたのが、今回ご紹介する「動詞の体操」です。その時期の気温や天候などの変化に応じて体を動かすことで、体調や気分が安定します。

この体操は、「書く」、「立つ」など、ふだん何気なくみなさんが行っている日常の動作をベースにしました。「体操」＝「体」を「操」る、と書くように、じぶんで意識して体を動かすことで、ただの動作が体操に変わります。言葉ひとつで体を動かせるので、かんたんに実践できると思います。日常の動作を体操に変えて、体を元気に、そして「ぽかん」と楽にしていきませんか？

あくびをしているとき、我を忘れて夢中になった後、空を見てぼうっとしているとき……それらすべてが「ぽかん」です。体がゆるんで、楽になる。空っぽになって、軽くなる。日常生活のなかに、「ぽかん」の瞬間はたくさんあります。そして、じぶんでも「ぽかん」を作ることができるのです。

本書をとおして、みなさんの体と心がすっきりと軽くなっていただけたら幸いです。

もくじ

1月1日

かく

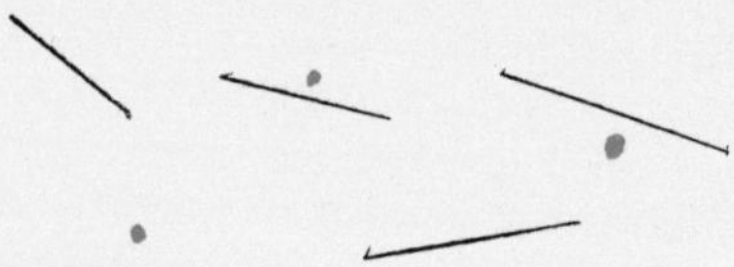

お正月に文字を書く

「一日一生」という言葉があります。
今日という一日を一生と同じぐらい大事に捉えて
精一杯に生きる、という意味です。
新しい年を迎えられたのは、
ここまでを〝生き延びられた〟から。
一日一日を積み重ねて迎えられた新年に
「ここまで生きてこられたね」
「無事でよかったね」と、
じぶんをほめて、労わることで
家族や友だち、生きものにたいしても

温かな気持ちがうまれるでしょう。
そして、ここからまた新たな一年がはじまります。
いま、どんな気持ちでしょうか。
なにを考えているでしょうか。
目標や決意があるでしょうか。
いまのじぶんをあらわすとしたら
どんな言葉がぴったりくるでしょうか。
一月一日の朝、書初めにならって
紙に思いついた一文字を書いてみましょう。
一文字なのは、シンプルだからです。
手をつかって文字を書くことで
体にある〝働き〟を導くきっかけがうまれます。
たとえば「寝」と書いたら、眠りたいわたしがいる。

「明」と書いたら、明るく過ごそうと思うわたしがいる。
書いた後は、実践してみるだけです。
眠れるようなら、寝る。
明るく過ごそうと決めたら、一日を明るく過ごす。
書いた文字から、いろいろな想像をしてみる。
想像することで、新たになにか別の考えが
うまれるかもしれません。
書いて、動いて、やってみることで
体はどんどん前向きになっています。
新しい気持ちで、はじめていきましょう。

上半身の力をゆるめる体操

書初めの姿勢

床に手をつけるようにして
ゆっくりと体を倒す。
1分ぐらいかけて元の状態
に戻る。

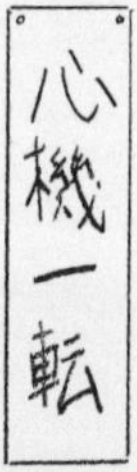

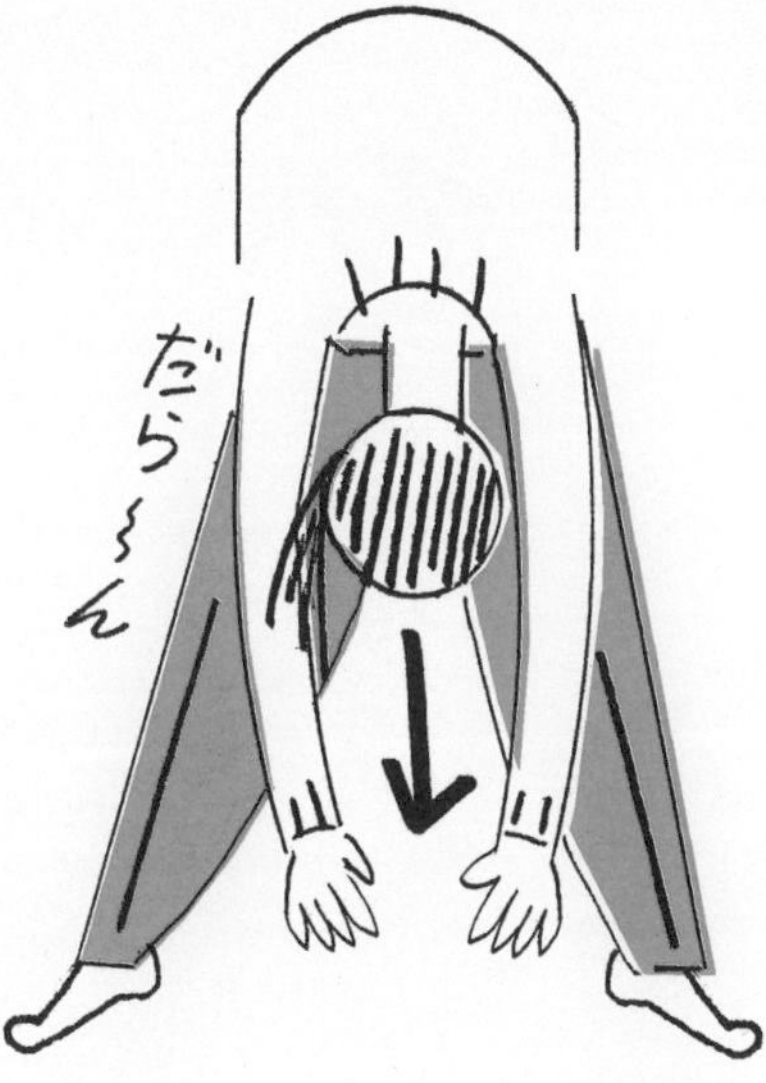

point

● 上半身の力が抜けて下半身が安定する。

1月10日

ひらく

ものをひらいて体に風をとおす

飲みすぎや食べすぎで、体が重かったり、
詰まりを感じたりする人もいるかもしれません。
体に風をとおすような気持ちで、
いろいろなものをひらいてみましょう。
なにをひらくかは自由です。
邪気を払う意味を込めて、家の扉や窓をひらく。
長年あけていなかった引き出しや押し入れをひらく。
いつもつかっている洗濯機や炊飯器のフタをひらく……。
ひらいたときのじぶんを感じてみてください。
気持ちいいと感じるのか、

すっきりとするのか、
ぽかーんとするのか……。
なにかをひらくことで体もゆるみ、
じぶん自身もひらいていきます。

目についたものを片っぱしからひらくと、
ホコリがたまっていることに気がついて
掃除をしてみよう、と思うかもしれない。
懐かしい写真や思い出の品が見つかって、
あの人に連絡をしてみようと思うかもしれない。
自ずとつぎの動きが出てきます。
思うだけではなく、実際に動いてみましょう。
動いて、それを「する」。

実行して、終わらせることで、
体が「ぽかん」と軽くなっていきます。

一月七日は七草がゆを食べる日です。
おかゆを食べて体を調整していきましょう。
季節のさまざまな行事、風習、食べものは、
私たちの体にいま必要なことを運んできてくれます。
季節とともに生きている自覚を持って、
運ばれてきたものを、ただ受け取る。
季節に身を任せる。
それだけで、体は楽になっていくのです。

力が抜ける体操

頭のおやすみ

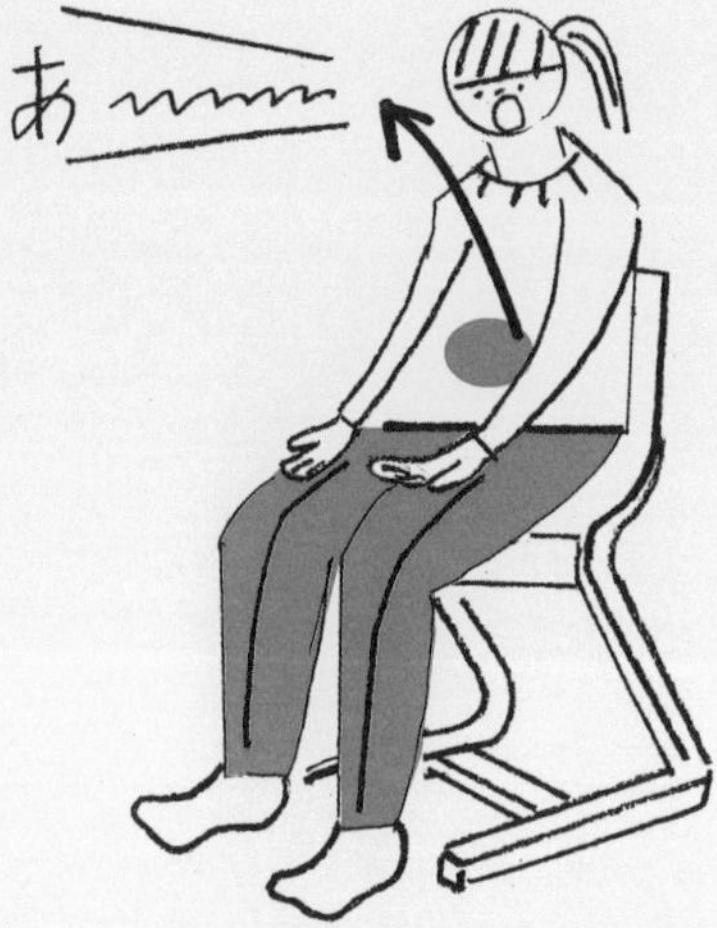

足を肩幅にひらいて椅子に座る。手のひらを上に向けてひざに置く。お腹から「あ──」っと声を出す。20秒程度。1回切りで終わらせる。

point

- 声を出して振動を加えることで頭の緊張が抜ける。

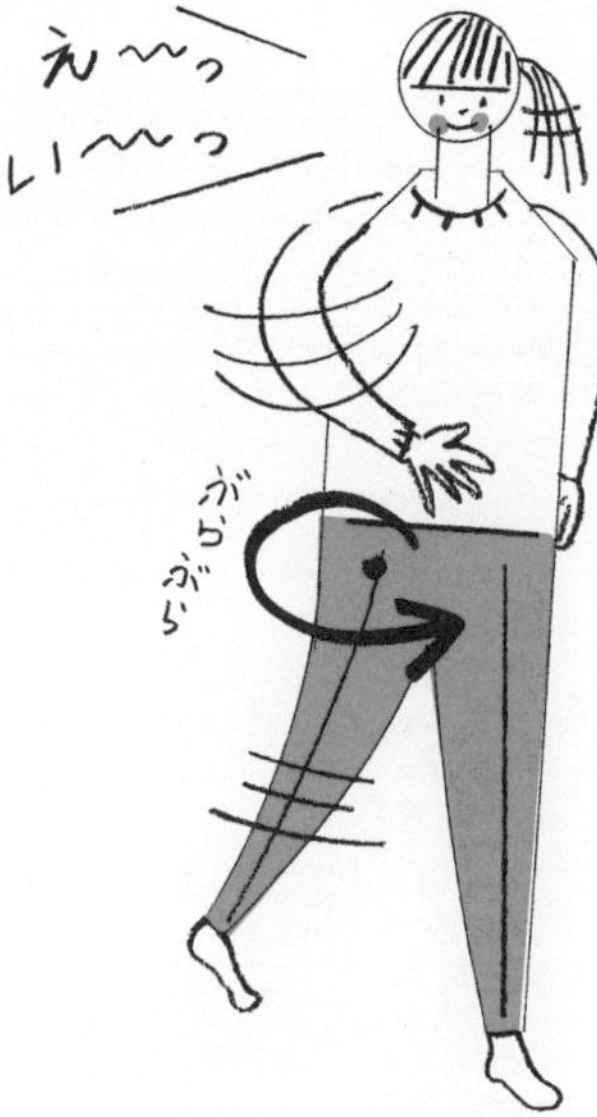

食べすぎを整える体操

胃もたれ予防

「え〜っ、い〜っ」と言いながら、手足を片方ずつぶらぶらさせる。その後、足を片方ずつ左右に大きく振る。

point

● 消化器を調整し、消化を促す。

1月20日

もぐる

布団にもぐって〝冬眠〟

冬は冷え込んで、冷たい風が吹き、外も暗い。
ゆううつな気持ちになって、
わけもなく悲しくなったり、涙が出たりと、
心までも冷えてしまう人もいるかもしれません。
そんなときはお風呂で熱いお湯に浸かってみませんか？
できたらお湯にもぐることで、
頭のてっぺんから足先までに
熱がまわって体が温まり、心もほぐれていきます。
そして、熱いお湯に浸かると冬の寒さを
心地よく感じられる体に変わります。

たとえばサウナで体を温めた後に、
水風呂に入って体を冷やして外気浴を行うとき、
体は「気持ちいい」と感じていると思います。
そのように、温まった状態で冷えた場所にいることを
心地よく思える体に変わっていくのです。
温かい布団にもぐることでも、同じ効果を得られます。
動物のように〝冬眠〟をするつもりで、
布団のなかにすっぽり身を包んで体を温めた後に
顔や手足が冷たい空気に触れたとき、
その冷たさをどのように感じるでしょうか。
ひんやりとして、気持ちがいい。
そのように感じたことはないでしょうか。
それは、冬だけの特別な感覚です。

寒さを心地よさに変えていきましょう。

冬はなにかを真剣に考えたり、向き合ったり、
じぶんの内面に〝もぐる〟ことに向いている時期。
寒いと集中力が高まり、頭が働きやすくなります。
つかれたら外へ出て、月明りを見つめながら
冷たい空気に体をもぐらせてみませんか？
頭がしずまって、夜の海にいるような
静けさが広がってくると思います。
じぶんの体が、静かに佇んでいる感覚です。
月光浴による体の変化を感じてみましょう。

体がクリアになる体操

冬の冷水が体に染みる

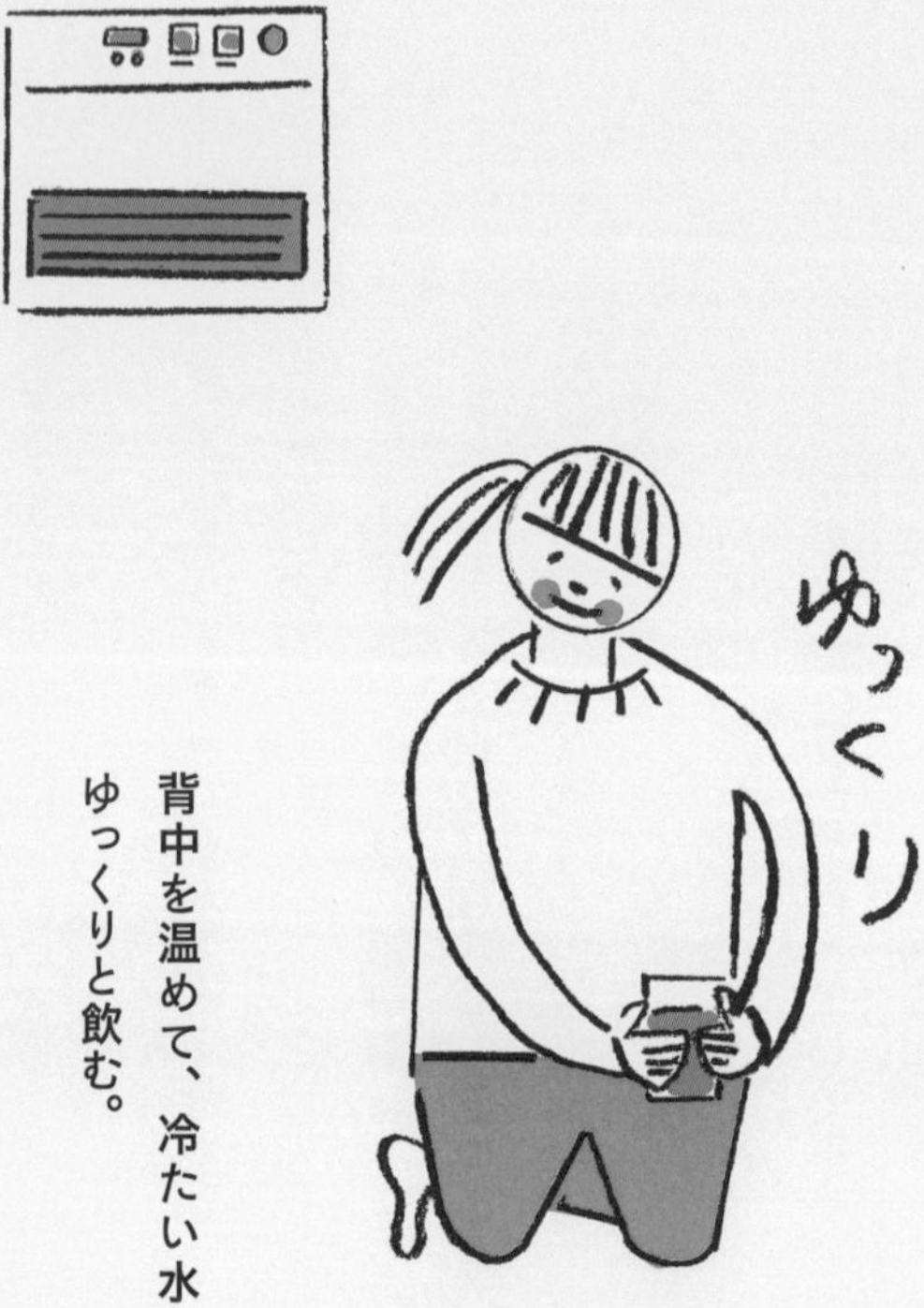

背中を温めて、冷たい水を
ゆっくりと飲む。

point

● 体がゆるみ、感覚がはっきりしてくる。

頭がすっきりする体操

痛いぐらいがちょうどいい

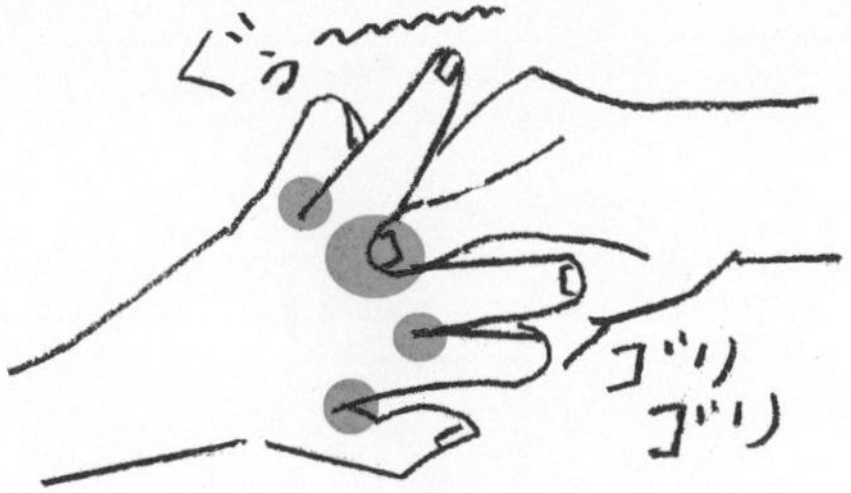

手の指と指の間、水かきの部分をゴリゴリほぐす。

point

- 頭の緊張が落ち着いてすっきりする。
- 足の指と指の間もほぐすと、より効果的。

2月1日

なげる

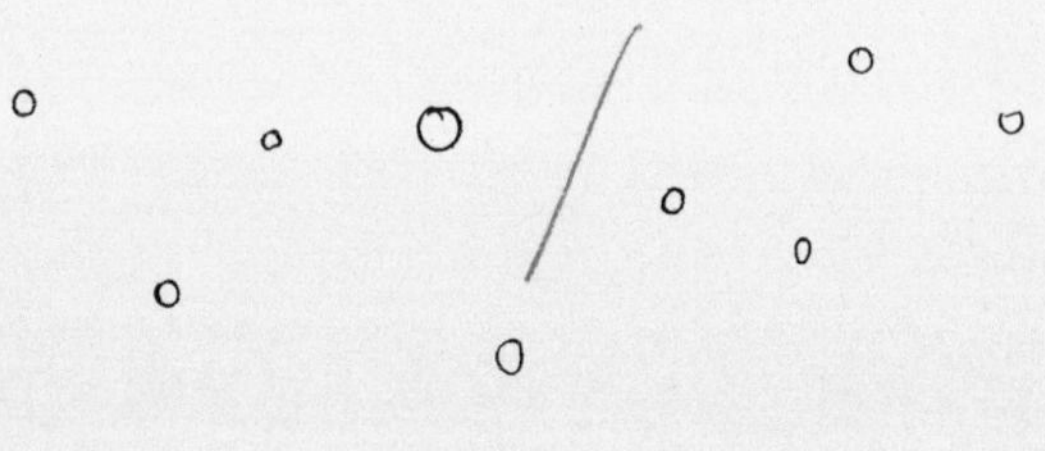

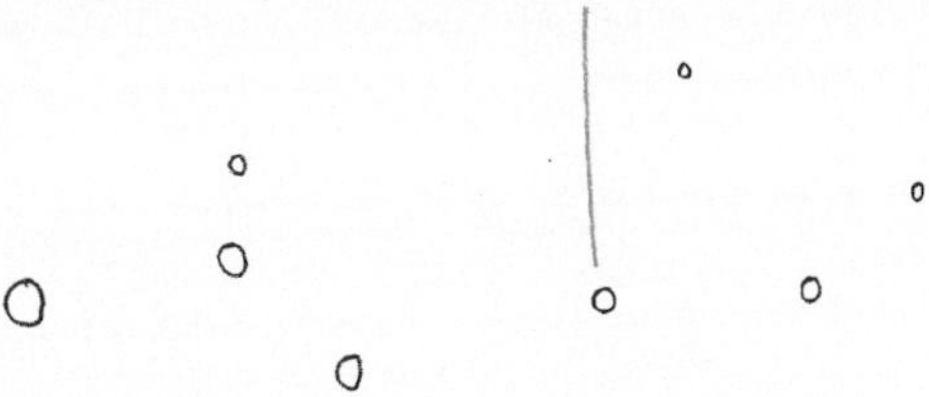

雪やボールを投げる

寒くてたまらないときには、
全身がブルブルと震えてしまうことがあります。
震えるのは体が体温を上げようとして
頑張っている証拠ですが、
震えているだけでは動けません。
ここはひとつ「投げる」体操で、
体を温めていきましょう。
雪が積もる場所に暮らしている方は、
雪合戦をしてみるのはいかがでしょうか。
寒いと皮膚が縮こまり硬くなってしまいますが、

雪を投げたり、受け取ったりして
腕を動かすことで皮膚がゆるみ、
「温かい」「冷たい」などの感覚を
敏感に感じとれるようになります。
また、腕を動かすことで呼吸器が広がって
空気もたくさん吸えるので、呼吸も楽になります。
ボールでキャッチボールをするときには、
ソフトボールの投げ方のように
下から上に向かって投げる動きだと、
腕に負担がかかりにくいです。

人に言葉を「なげる」コミュニケーションの体操として
じぶんから誰かに連絡をしてみませんか？

寒くなると、家にこもりがちになって、
人と接する時間も減っていきます。
そこをあえてじぶんから
「大丈夫？　元気にしてる？」と
ボールを投げるように、ポーンと声をかけてみましょう。
自発的に動くことで受け身の状態から前進し、
じぶんの体にエネルギーがうまれます。
動くことでしかエネルギーはうまれないし、
受け身のままだと状況も変わりません。
この時期に声をかけてもらえたら、
誰もがほっとするはずです。

温かくなる体操

冬でも汗をかこう

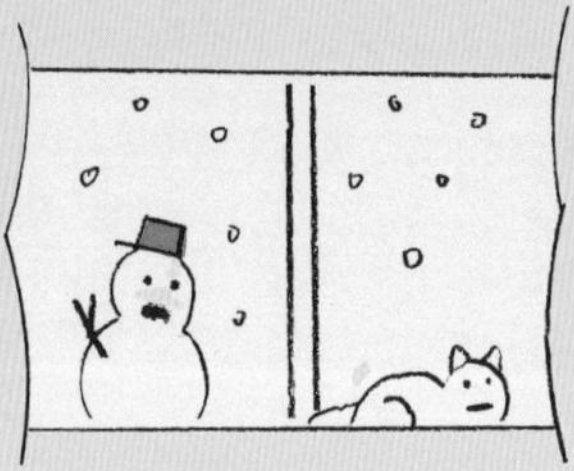

つま先立ちになる。肩甲骨を寄せて胸を前に押し出す動きを数回繰り返す。

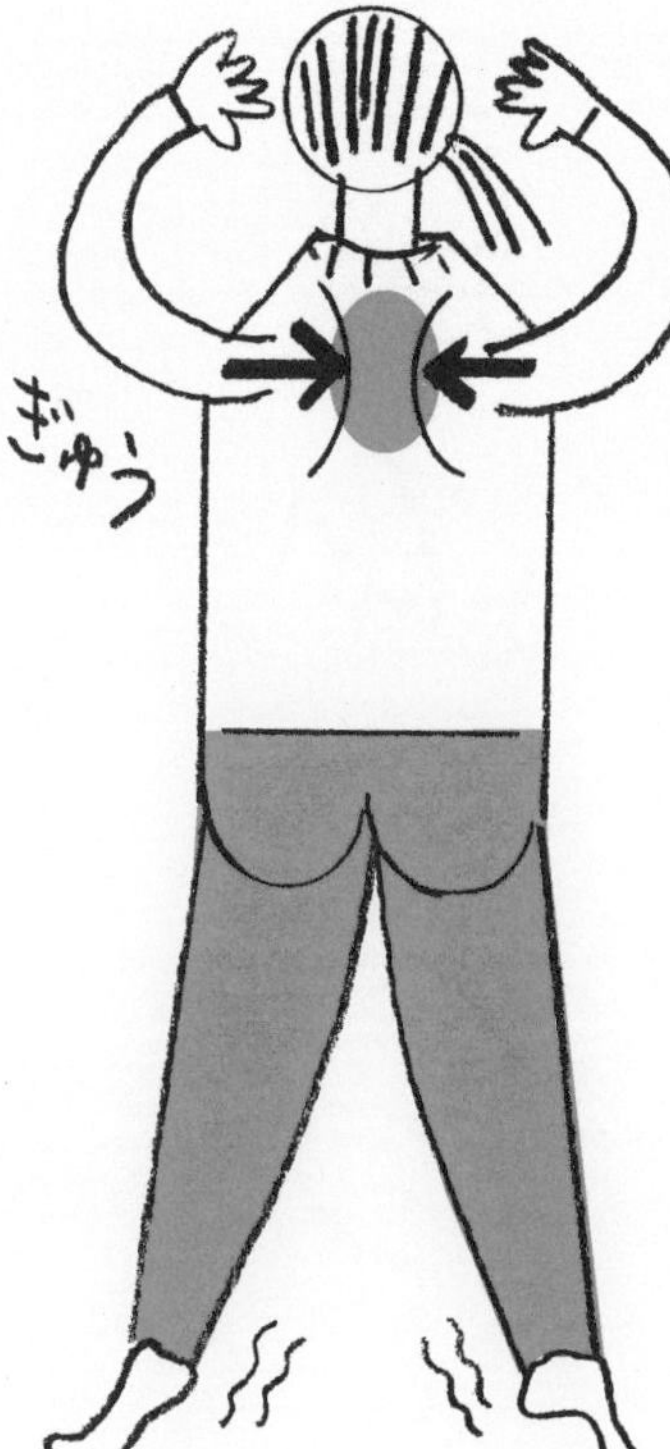

point

- 体が温まって汗をかきやすくなる。

2月10日

ひろう

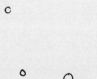

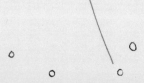

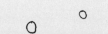

ものをひろって寂しさを味わう

この時期は全体的に生きものの気配も感じられず、
空も曇りがちで、日も短く、まるで世界が
灰色になったかのように感じられるかもしれません。
そんなときは、私たちも寂しさを感じやすく、
心細くなり、不安な気持ちが募ります。
でもそれは、季節によってもたらされる感情です。
そう考えると、すこし楽になりませんか？
じぶんだけが心細いわけではなくて、
どこかできっとみんなが寂しい。
そんなときに、気分をあげようとして、

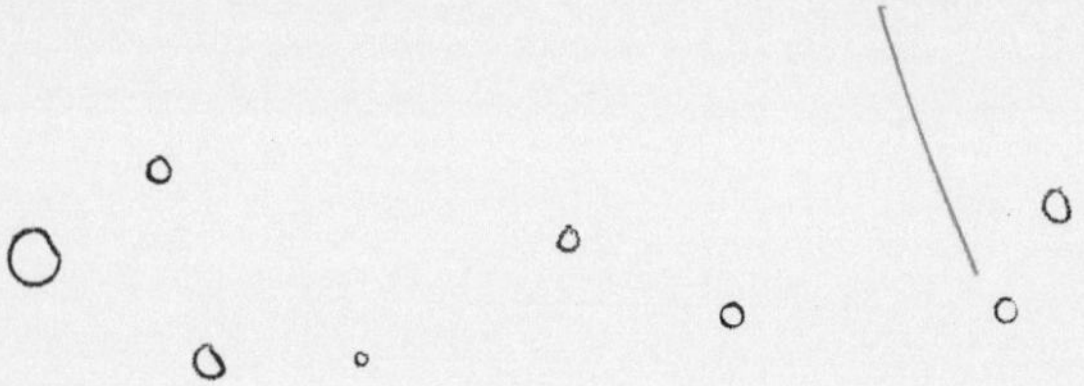

ドラマや映画を見ていても、
なぜか空しく感じられることもあるでしょう。
寂しいときは、寂しいままのじぶんでいいのです。
無理に元気を出そうとせず、
あえて寂しさを味わってみましょう。

「はぁ」とため息を吐いてみたり、
足元に落ちている木の葉を拾ってみたり、
寒いですが、海辺で貝や石を拾ってみたり。
夢中になって石や貝を探していくと、
気づけば寂しさを忘れているかもしれません。
目の前のことに夢中になると、
じぶんの意識から離れていきます。

なにかに夢中になることも「ぽかん」の状態です。
それで体はゆるみ、元気になっていきます。

石や貝殻などを拾ったら、
両手でじっくり温めてみましょう。
そして手のなかにあるものを
じぶんの体の一部であるように想像をしてみてください。
手のなかにあるものを大切に想う気持ちは、
じぶんのことを大切に想う気持ちと同じです。
じんわりと広がる温かさを感じてみましょう。

ほっとする体操

ため息で体をゆるめる

声を出さずに「はーーぁ」と深いため息を吐く。その後、甘い飲みものを飲む。甘酒やココアなど、なんでもよい。

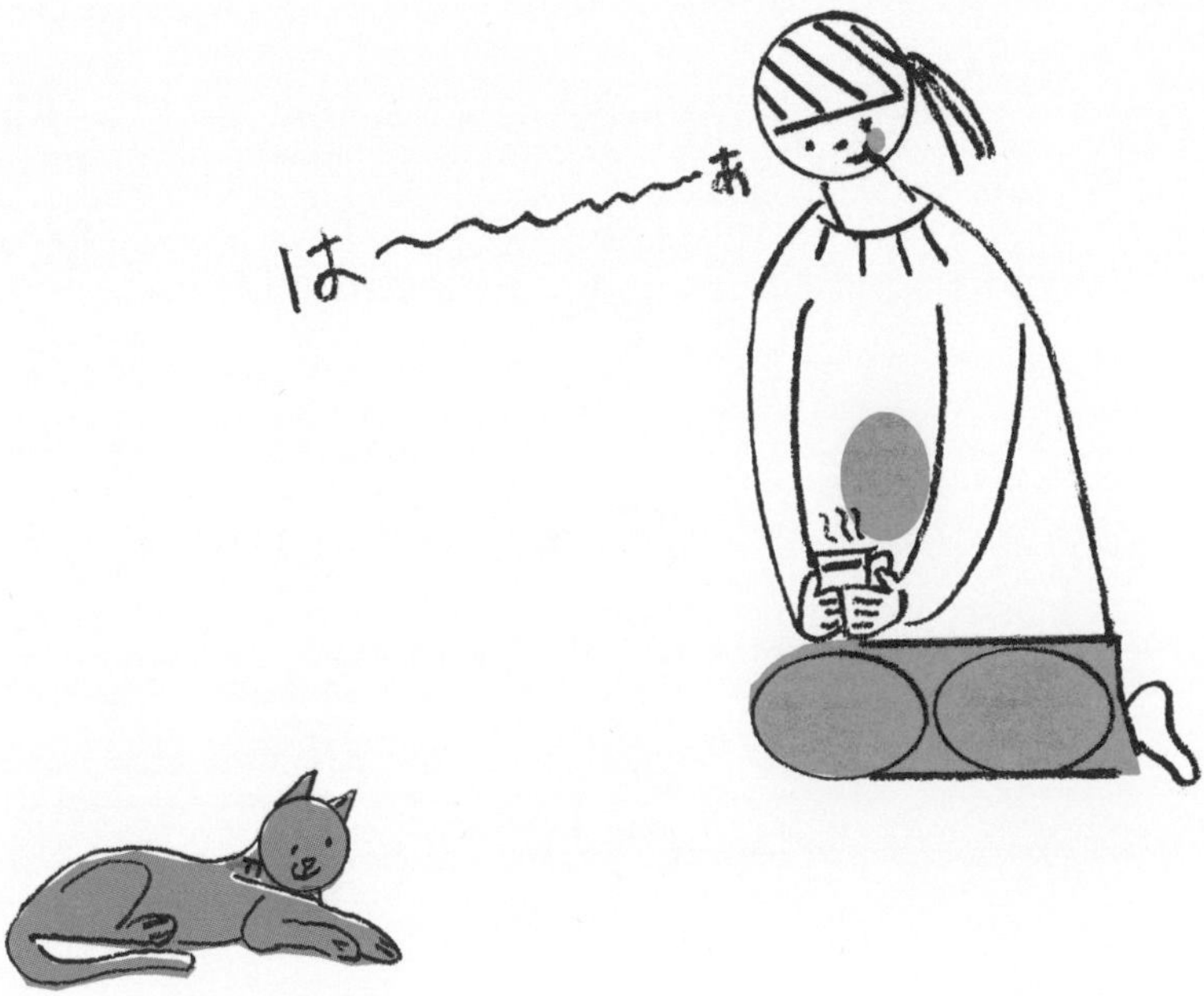

point

- 意識的にため息をつくことで体（とくに首の付け根）がゆるむ。
- 甘い飲みものを飲むことで体がくつろぐ。

2月20日

あびる

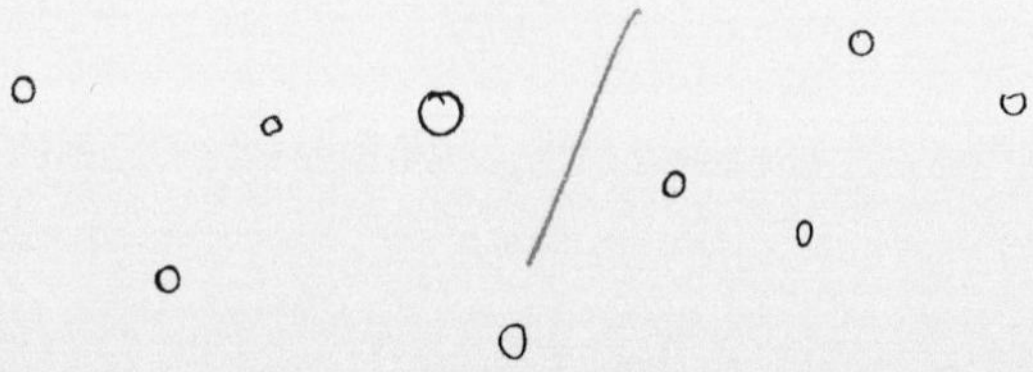

背に光を浴びる

生きものたちは春の気配を感じとり、
冬眠から目覚めて徐々に動き出します。
私たちも人間も〝冬眠〟から目覚めようと、
自然にお日さまの光を浴びたくなります。
それは本能的なもので、
生きものや植物と同じです。
光を浴びると土から芽が出るように、
体にもこの時期に光を浴びることで
芽が出る（骨が動く）箇所があります。
それが肩甲骨です。

肩甲骨にお日さまの光を浴びることで、
外に出かけたくなったり、遊びたくなったりと、
活動的な動きが体の内側から芽生えます。
お散歩に行ってみようかな、
買いものに行ってみようかな、
どこか旅行へ行ってみようかな……。
思い立ったら、ぜひ出かけてみてください。
それは体の声で、
季節のリズムと体のリズムが調和して芽生えた、
前向きな気持ちです。
肩甲骨をはじめ、後頭部、背中、おしりなど、
体の後ろ側に光を浴びることで、
前に動き出したいと思う力が体に働きます。

クマやイヌなど、四足歩行の動物たちは、
背に真上から直接光を浴びていますが、
人間は二足歩行のため、背に光を浴びにくいです。
でも、本来は人間も四足歩行の動物のように、
体の後ろ側にお日さまの光が必要なのです。
家のなかでも、外でもいいので、
意識をして背に直接光を浴びて
日光浴をすることで、体に春がやってきます。
冬の体から、春の体に移行していきましょう。

冬眠から目覚める体操

朝のすきま時間に

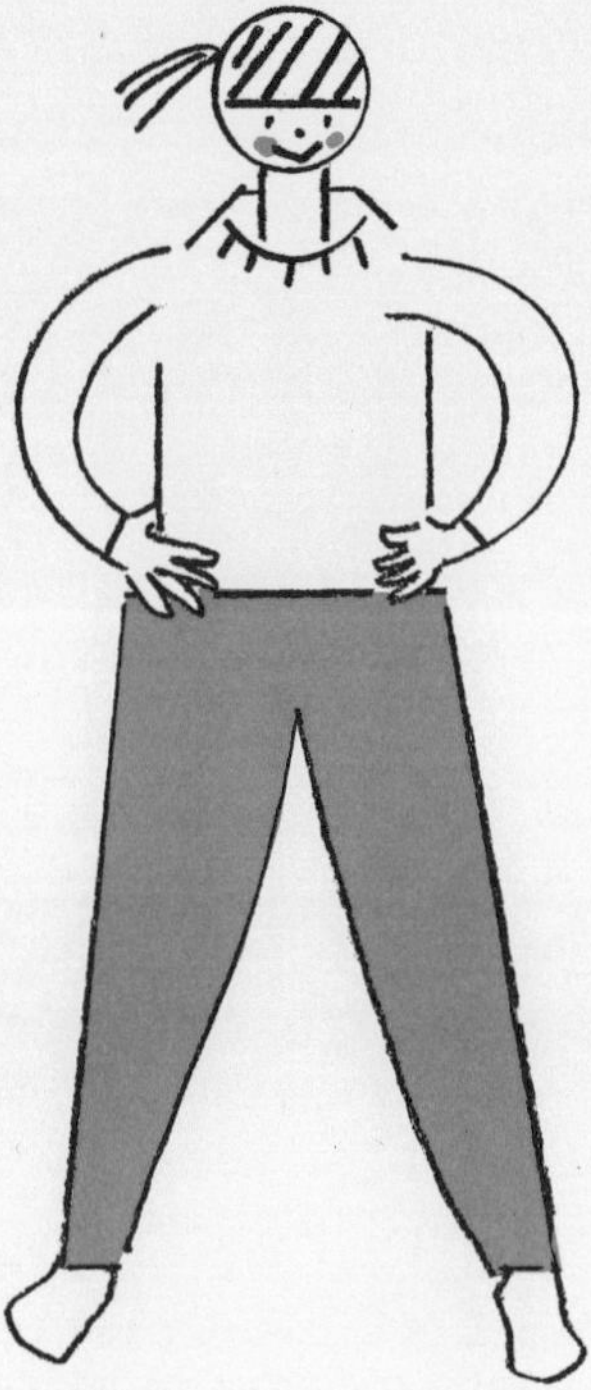

左右の脇腹（腸骨）に指を入れて
モミモミ刺激する。

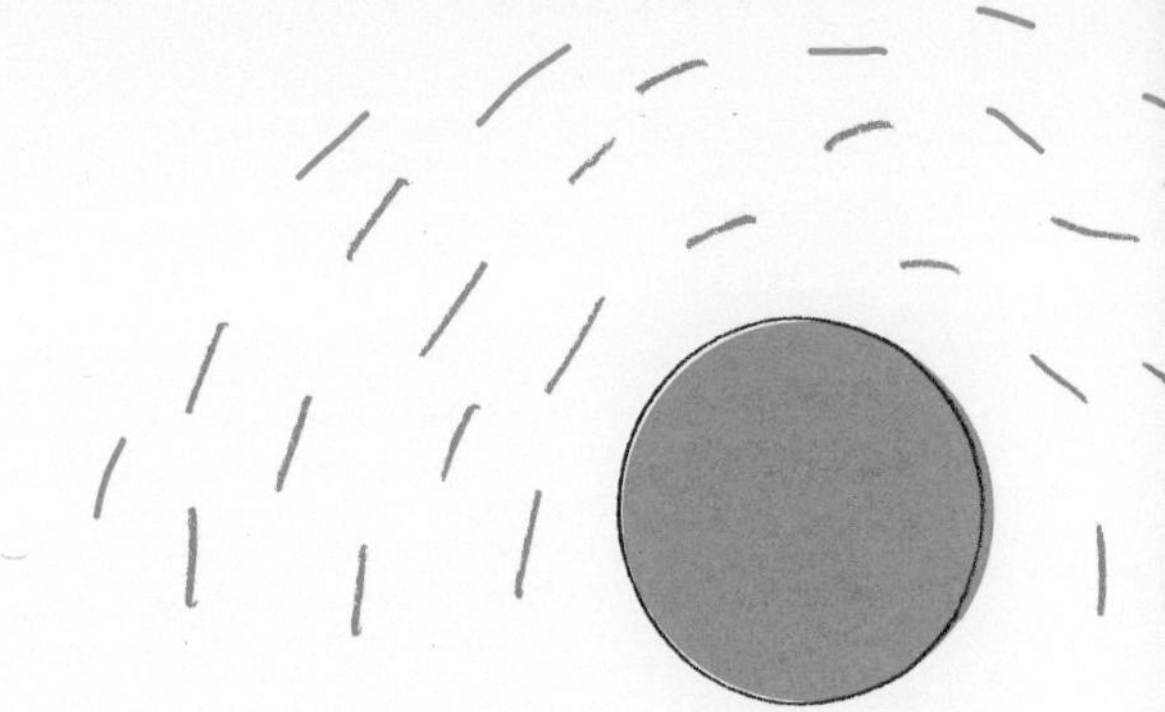

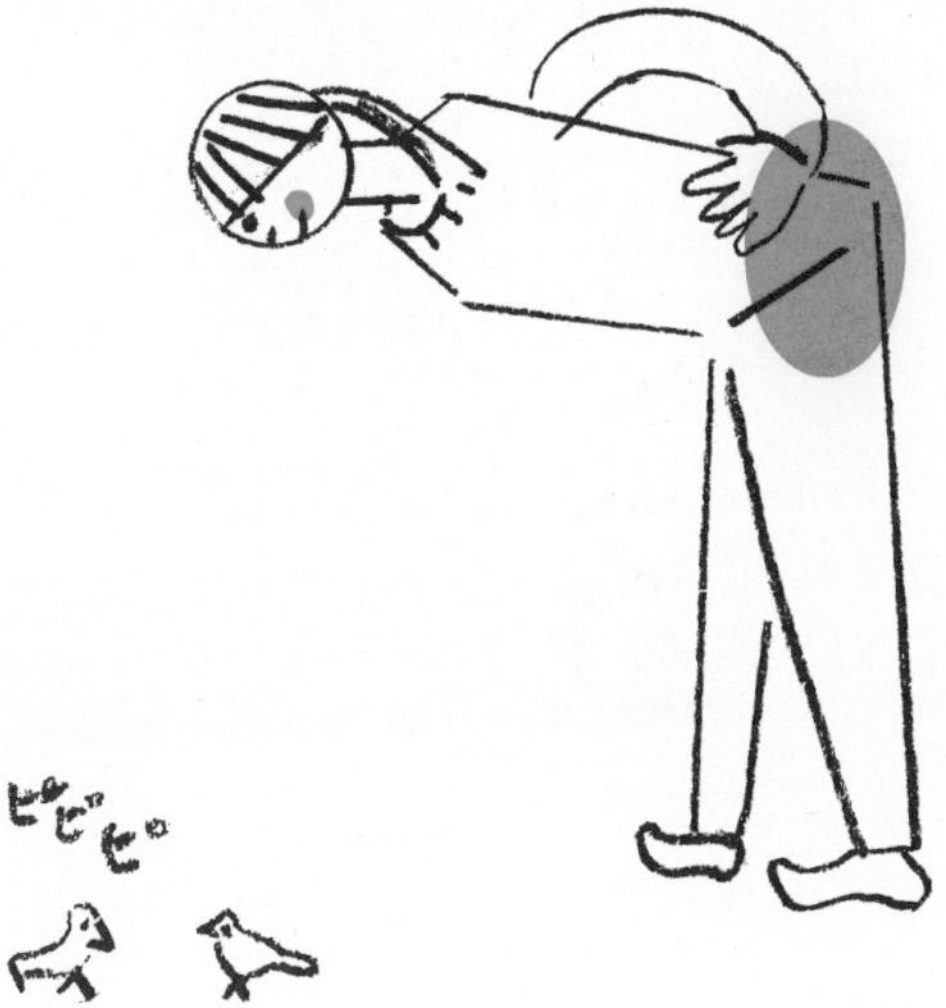

背中からおしりをお日さまにあてる。

point

- 腸骨を刺激すると肩甲骨も刺激される。
- 行動する力が働く。

3月1日

かざる

色づいたものをかざる

風が吹いたとき、外を歩いているとき、
ふと、春のにおいを感じることはありませんか？
冬には感じられなかった空気のにおいを
体が感じとるころに、目が色を欲してきます。
色のついたものを見ると、目が喜ぶ時期です。
桃色の花や金平糖などの淡い色を見たとき、
心に変化はあるでしょうか。
楽しいな、嬉しいな、きれいだな……。
春はとくに、淡い色や明るい色を見ることで、
視覚から感情が動かされます。

冬の間は木も葉を落とし花も咲かず、
冬服も黒やグレーが目立って、
視界のなかに色づくものが少ないので、
春は明るい洋服を着てみたくなったり、
家に花を飾ってみたくなったりと、
自然と色づくものを欲してくるのです。
そして三月三日はひな祭りです。
桃色や若草色の着物を着たお雛様を飾ることでも
目が色を見て喜び、感情がゆるみます。

好きな色の花、絵、洋服などを
目につく場所に飾ってみませんか？
色は感覚に従って選んでみてください。

そのとき選ぶ色や、よく視界に入る色にも、
じぶんの状態があらわれていることがあります。
たとえばオレンジや黄色などの暖色系を選ぶ人は
感情や体がやや冷え気味なので、
無意識に温かい色を見て補おうとします。
青や青紫などの寒色系を選ぶ人は、
感情や体の状態が落ち着いています。
黒や紺など濃い色を選ぶ人は集中している状態です。

淡い色を見ると体と心がゆるみ、
濃い色を見ると集中するので、
その場に応じて見る色を選んでみてはいかがでしょうか。

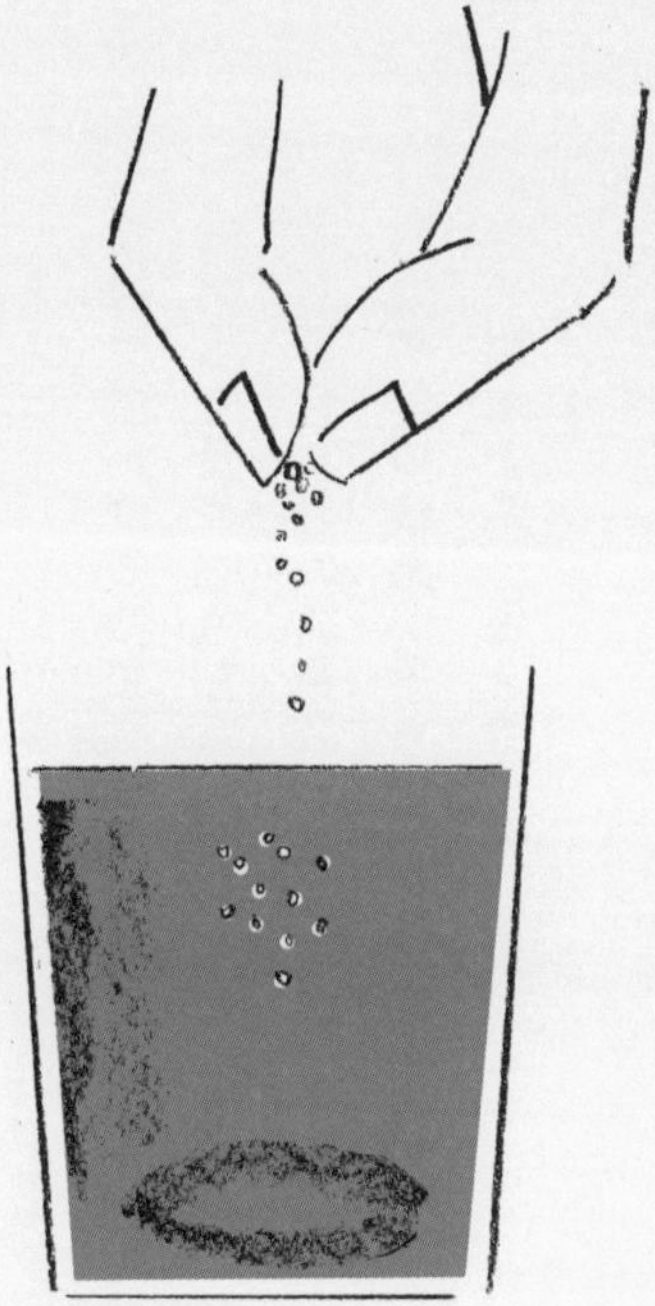

あじみ体操

味覚で気持ちを確認

コップに水を用意し、ひとつまみお砂糖を入れる。それを飲んで、甘いのか、甘くないのかを感じる。

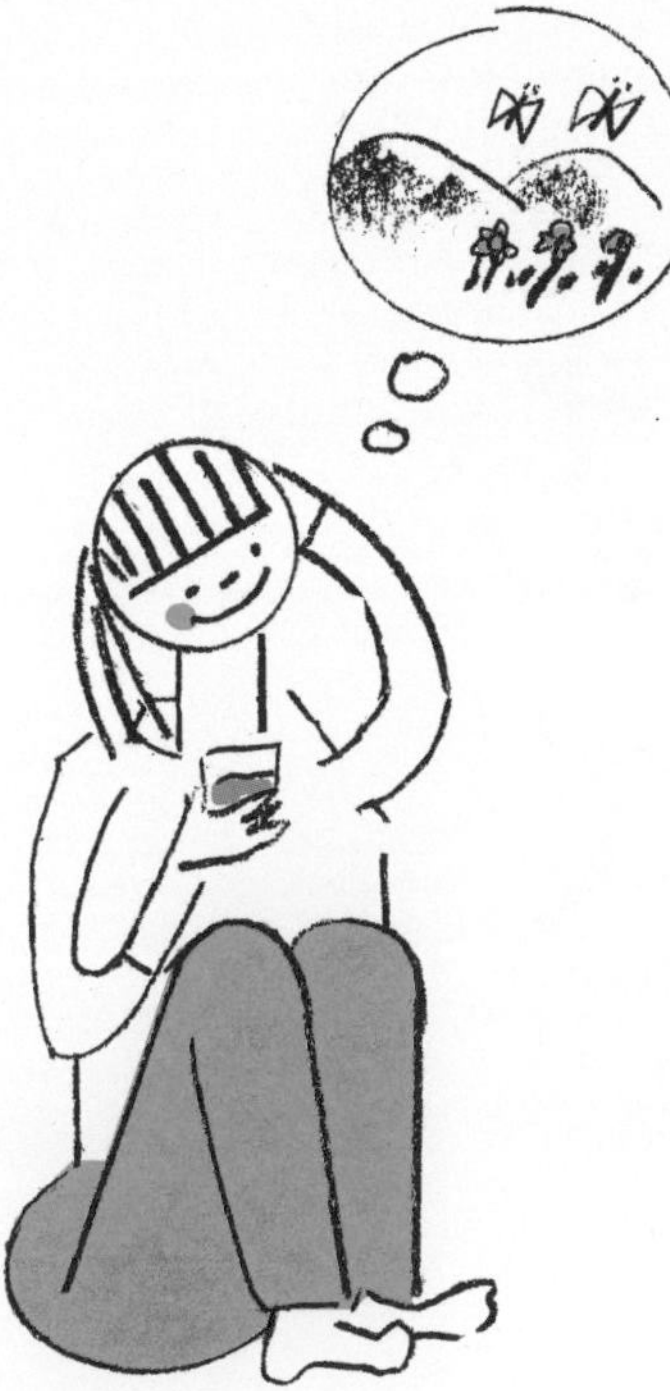

point

- 甘い場合は気持ちがワクワクしている。
- 甘くない場合は気持ちがつかれ気味。
  お風呂に入って体を温めたり、
  楽しいと思える場所に行ってみたりするとよい。

3月10日

おく

じぶんのそばにものを置く

春になると、なぜか不安になる。
春になると、なぜかそわそわする。
そんなふうに感じたことはありませんか？
それは体の骨がゆるむことにより生じる不安です。
春になると、後頭骨、肩甲骨、
骨盤の順に骨がゆるんでいきます。
はじめの後頭骨がゆるむときに
不安になってきて
へんてこりんな夢を見たり
眠れなくなったりしてしまうのです。

その不安はじぶんの問題ではなく春のせいですが、

「じぶんがどこにいるのか」

「じぶんはどこに向かっているのか」

など足元がふわふわして不安が募り、
苦しくなってくる人もいるかもしれません。

じぶんの位置をしっかり確かめるためにものを「置く」体操をしてみましょう。

コップに入った水やジュースをテーブルに置くときは、じぶんの手前に置く。

テーブルギリギリの場所にコップを置くのと、じぶんのすぐ手前にものを置くのとでは、安心感がちがってきます。

気持ちが不安定な人は、無意識に

ものをじぶんから離れた位置に置いてしまいがちです。
ものを置く位置にも、
その人の精神状態があらわれているのです。

「じぶんを置く」位置を定めるために、
電車やバスなどに乗るときは、
どこに座るのかを先に決めてから座ってみましょう。
「いま、わたしはここにいる」と、
じぶんの位置を意識して、確認していくことで、
春の不安がやわらぐはずです。

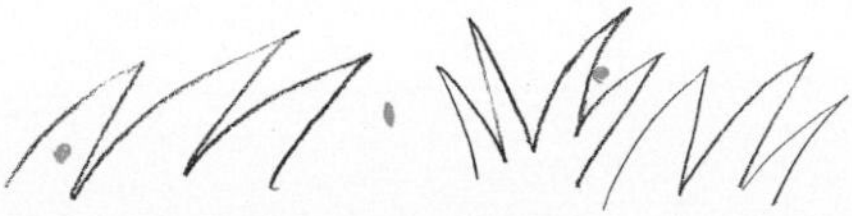

あく抜き体操

飲酒後の調整

椅子に座って足を組み、体を左右にねじる。ねじりづらいほうをねじった状態で、20秒キープ。

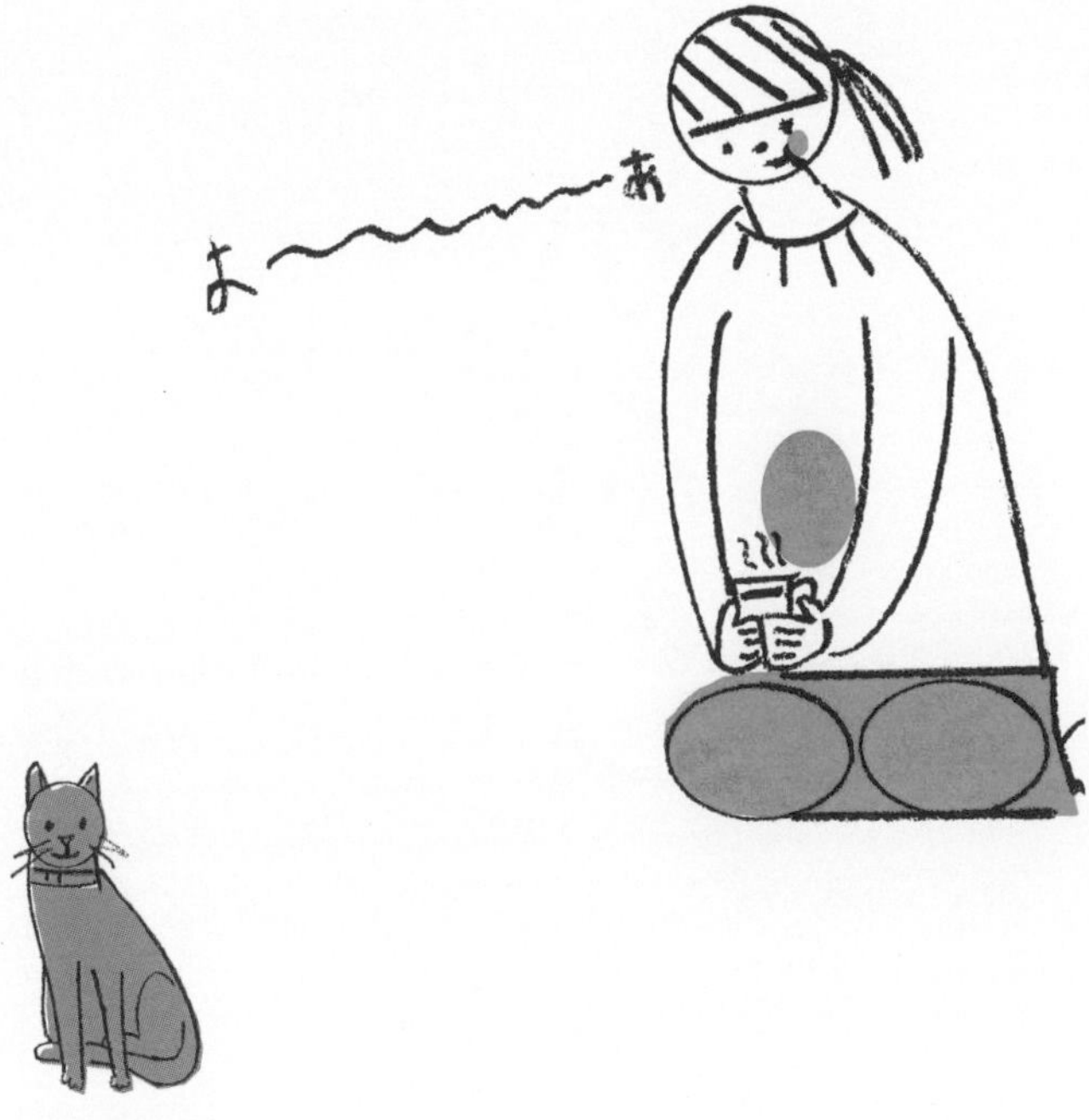

point

- 肝臓や腎臓が調整される。利尿作用がある。
- お酒を飲む人はとくに右側をねじることで、解毒が促される。

3月20日

かがむ

かがんで下半身に力を集める

人間もほかの生きものも活動的になっていく時期です。
ただ、体が活動的でも行動力がないと動けません。
行動力を促すために「かがむ」体操を行ってみましょう。
カエルが跳ぶ前に体を縮めて
力をためるポーズを想像してみてください。
ピョーンと勢いよく前に跳ぶことができるのは、
その前にかがんで力をためているから。
私たちもカエルのように力をためて、
ピョーンと前に出られるような力をつけるために、

腰や足を曲げてかがんだ低い姿勢から、
桜や空を眺めてみましょう。
首が痛くならない程度に、低い目線から高いものを
見上げるだけでも下半身に力が入ります。
空を眺めている間に、後ろの雲が動いているのか、
ビルが動いているのか、木が動いているのか、
それともじぶんが動いているのかが
わからないぐらいに感覚があいまいになってきたら、
骨盤が上がって下半身に力が集まり、
頭にのぼった緊張が下のほうにおりてきています。
足がすっと前に出やすくなって、
体に行動しようとする力が働きます。
どこに行きたいでしょうか？

体は活動的で、動きたいと感じているので、
あとは実際に行動に移してみましょう。

ちなみに、ヤンキー座りは体が楽になる姿勢です。
余計な骨盤の力や腕の力が抜けて、
立ち上がった後もすっと楽に動けます。
椅子に座ると頭に気がのぼりやすく、
体も緊張しやすくなってしまいます。
つかれたり、緊張していたりするときは、
こっそりヤンキー座りをして
休憩をしてみてはいかがでしょうか。

緊張をやわらげる体操

集中した頭をやすめる

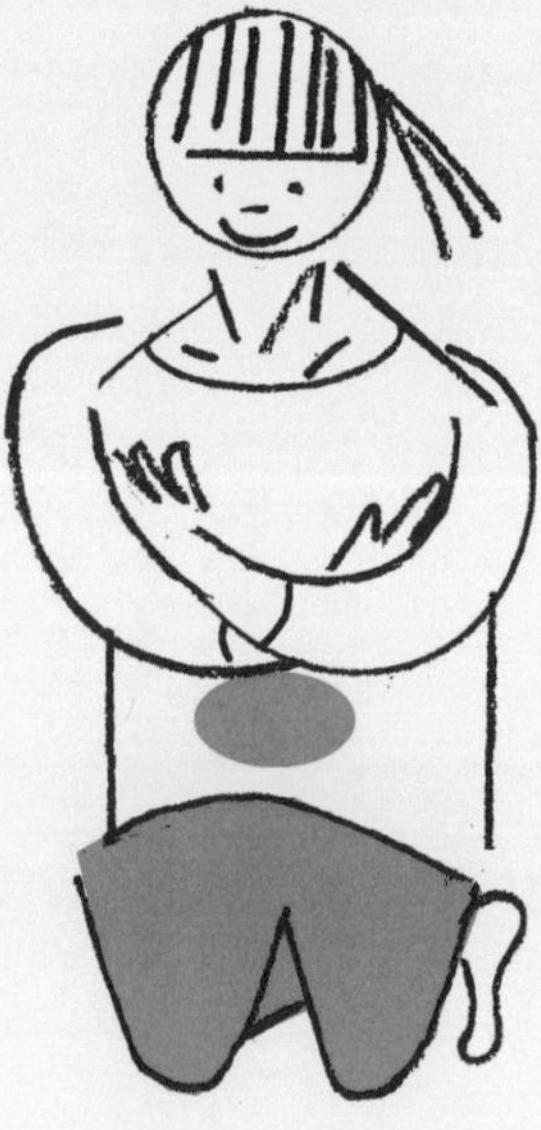

手をクロスして両脇の下に挟む。

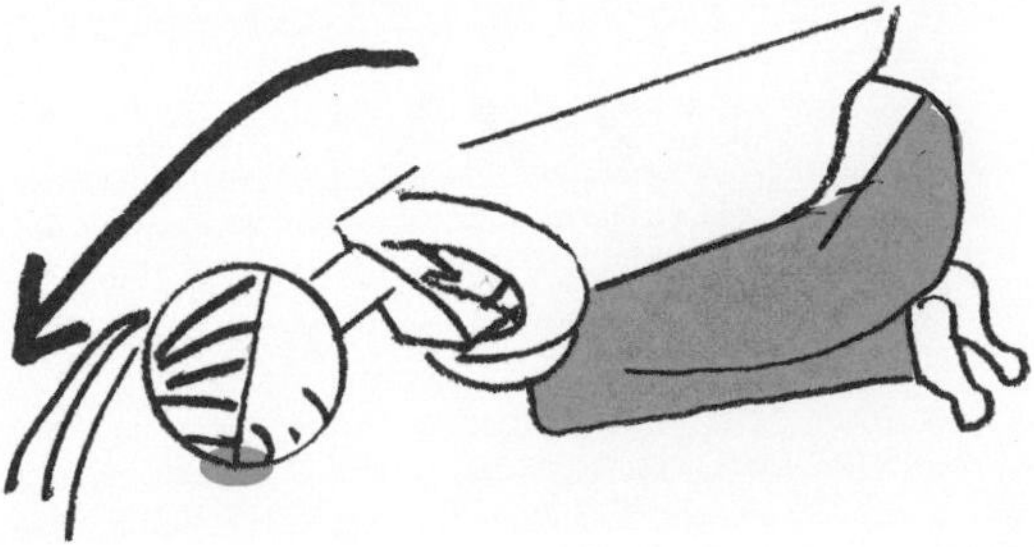

そのまま正座をして
床に額をくっつける。

point

- 頭の緊張が落ち着いてくる。
- お腹に息が深く入る。
- 机に額をくっつけるだけでも頭のおやすみになる。

4月1日

ふく

ゆっくり息を吹く

新生活がはじまる時期です。
これからどんなことが待っているのか、
楽しみでもあり、不安でもあると思います。
新しい環境で、覚えること、やることが多く、
てんやわんやしている間に一日が
あっという間に過ぎていくかもしれないですね。
全体的にみんなが忙しく、慌てています。
スピード感にのまれず、焦らないためにも、
ここはじっくりゆっくりと「吹く」体操で
気持ちを落ち着けていきませんか？

笛を吹くように、口をつぼめて
「ふぅ――」と、できるだけ息を
細くゆっくりと吹いてみてください。
その後たくさんの空気を吸えて、
体に酸素を充分に取りこめます。
「はぁ――」と吐くため息は、
お腹の底から息を吐き切れません。
試しに、「ふぅ――」と息を吹くのと
「はぁ――」と息を吐くのとで
どちらが息を吐き切れるかを比べてみてください。
ため息は体をほっとゆるめて、
細くゆっくりと吹く息は
体をどっしりと安定させる効果があります。

もうひとつは、「拭く」体操です。
異動などで入れ替えのある人は、
これまでつかっていたデスクまわりを、
雑巾などで丁寧に拭きとることで、
これまでの出来事を終わらせて、
「つぎの場所に行く」体が整います。
その自覚を体に持たせる体操です。
手のひら全体をつかってゆっくりと丁寧に拭いて、
新たな場所に出発するじぶんを、
じぶんの手で後押ししていきましょう。

息抜き体操

体にめいっぱいの空気を

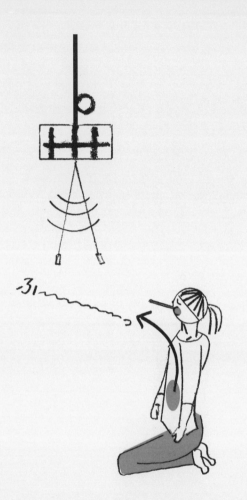

ストローをくわえて「ふーっ」と対象物（お花、ひも、ろうそくなど）に息を吹きかけて揺らす。お腹の底から「う――」っと声が出るぐらい、限界まで息を吐き切る。20秒程度。

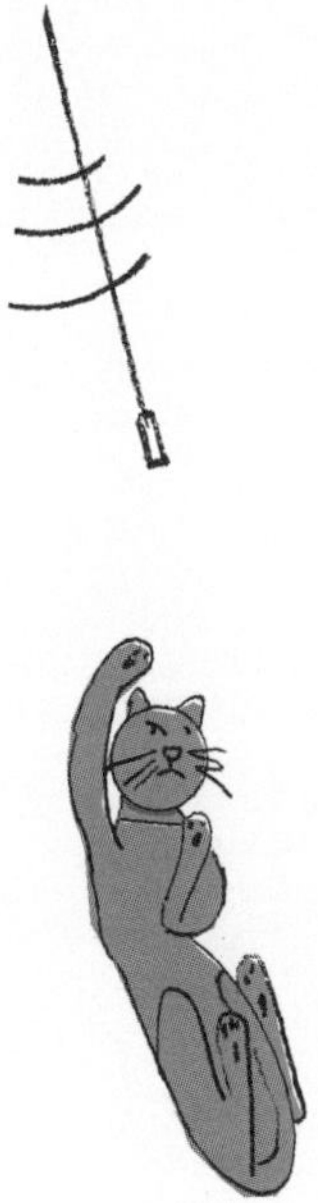

point

- お腹をしぼる感じで息を吐き切ると、その後、空気がたくさん体に入る。
- 体がぽかんと楽になる。

4月10日

こする

体をこすってゆるめる

新生活がはじまって日々が忙しいと思います。
なかなか体を気づかう時間をとれないかもしれませんが、
休憩時間やすきま時間に、
猫のようにして体をこすってみませんか？
体をほっと安心させて、気持ちをゆるめる体操です。

まずは手のひら同士をこすってみましょう。
つぎに腕全体、そして肩のほうへと、
体全体に範囲を広げて行くと、
「こする」は「さする」に変化して、

じぶんを落ち着かせる動作にもつながります。
誰かが落ち込んでいるときに、
その背中をさすったことがある人は多いと思います。
人間は手から対象物を理解しようとするので、
さすることで相手の状態を理解しようとしているのです。
さすられるほうは、
背中に相手の手のひらの体温を
感じて安心し、体がゆるんでいきます。
日々頑張っているじぶんの体を確かめるように、
こすったり、さすったりしてゆるませていきましょう。

壁に背中をあててこすって刺激すると、
背後に人がいることや人に見られている感覚が、

体感でわかりやすくなります。
背中を刺激することで、
対象物とじぶんとの距離を
はかる感覚が敏感になるからです。
とくに後頭部や背中など、
体のうら側は想像以上にさまざまな
〝情報〟を感じとっているので
ときどき刺激をしてみましょう。

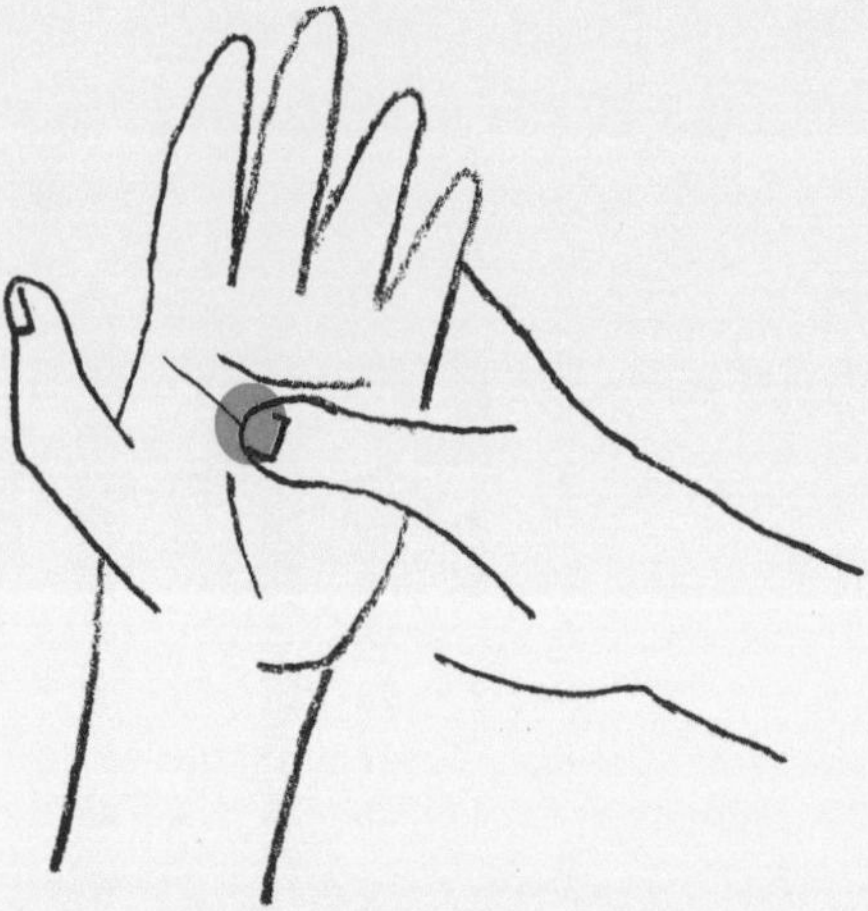

感覚が広がる体操

ほっとしたいときに

指と指の間をしっかりひらいて、手のひら同士をこする。手のひらの真ん中のくぼみに親指を置いて、片方の手で優しく包む。

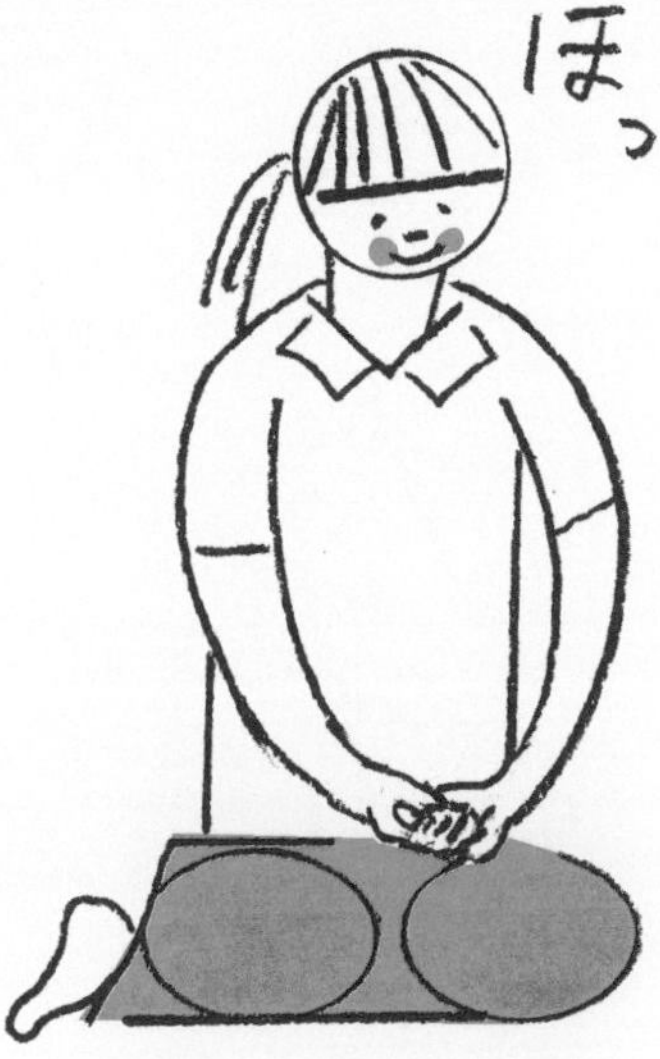

point

- ものをはっきり掴める。手のひら全体でものを認識できる。
- 目の感覚がはっきりとしてくる。

4月20日

あたる

「だめ」を「アタリ」に変える

「アタリ」だけが出るくじを作って
友達や家族に引いてもらってみませんか？
わたしの整体場には、この時期になると
人間関係や仕事関係で悩む方がよく相談にきます。
整体指導の仕事をしているわけですが、
どういうわけか悩みを打ち明けてくる人が多いのです。
そういう人たちは「だめ」という言葉をよくつかいます。
「もうだめかもしれない」、
「もうだめです」など……。

「だめ」は「終わり」を指す言葉です。
口にすることで体が「だめなんだ」と受け取って、
ほんとうに動けなくなることもあります。
そこから先がなくなってしまうのです。
じぶんが間違っていると思っていても、
もしかしたらぜんぶが正解かもしれないし、
正解だとしても困ることがあるかもしれません。
人間が行っていることは、
とにかくわからないことがたくさんあります。
「だめ」という言葉をぐっと押し殺して、
じぶんから人に肯定的な言葉をつかうことで、
言葉から体が前向きになっていきます。

「アタリ」だけが出るクジは、
そのための遊び体操です。
クジを引いた人は「当たっちゃった！」と、
ふと予期しない喜びに出会って体がゆるみます。
虹が見えて思わず嬉しくなる瞬間と同じです。
そもそもなにも期待をしていないから嬉しい。

「だめ」を「アタリ」に変えて、
人と一緒に、じぶんの体を元気にしていきましょう。

食べたいものをあてる体操

選んだ食べものは美味しい？

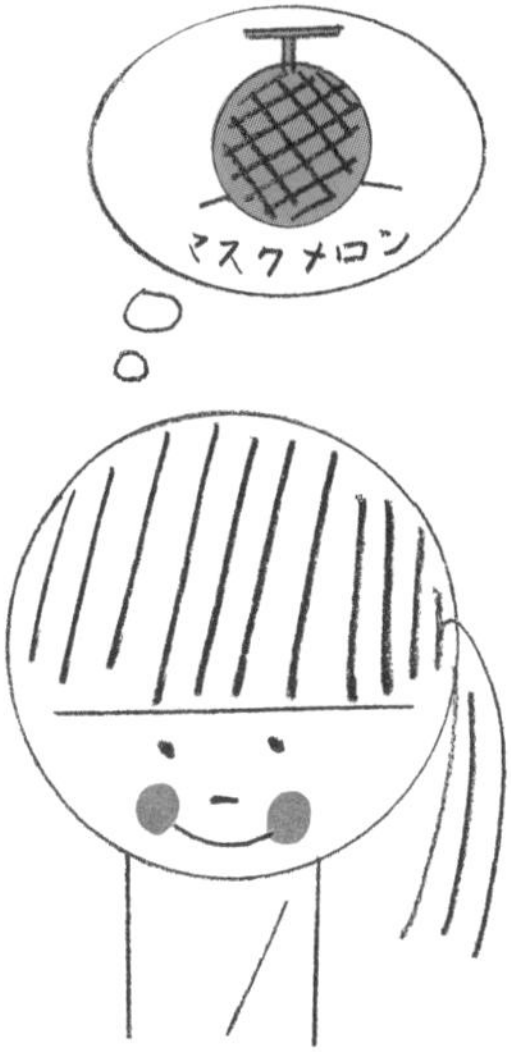

今日食べたいもの、買うものをひとつ決める。例：りんご、じゃがいもなど。

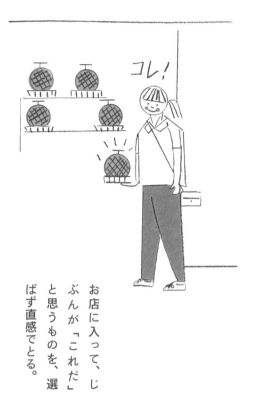

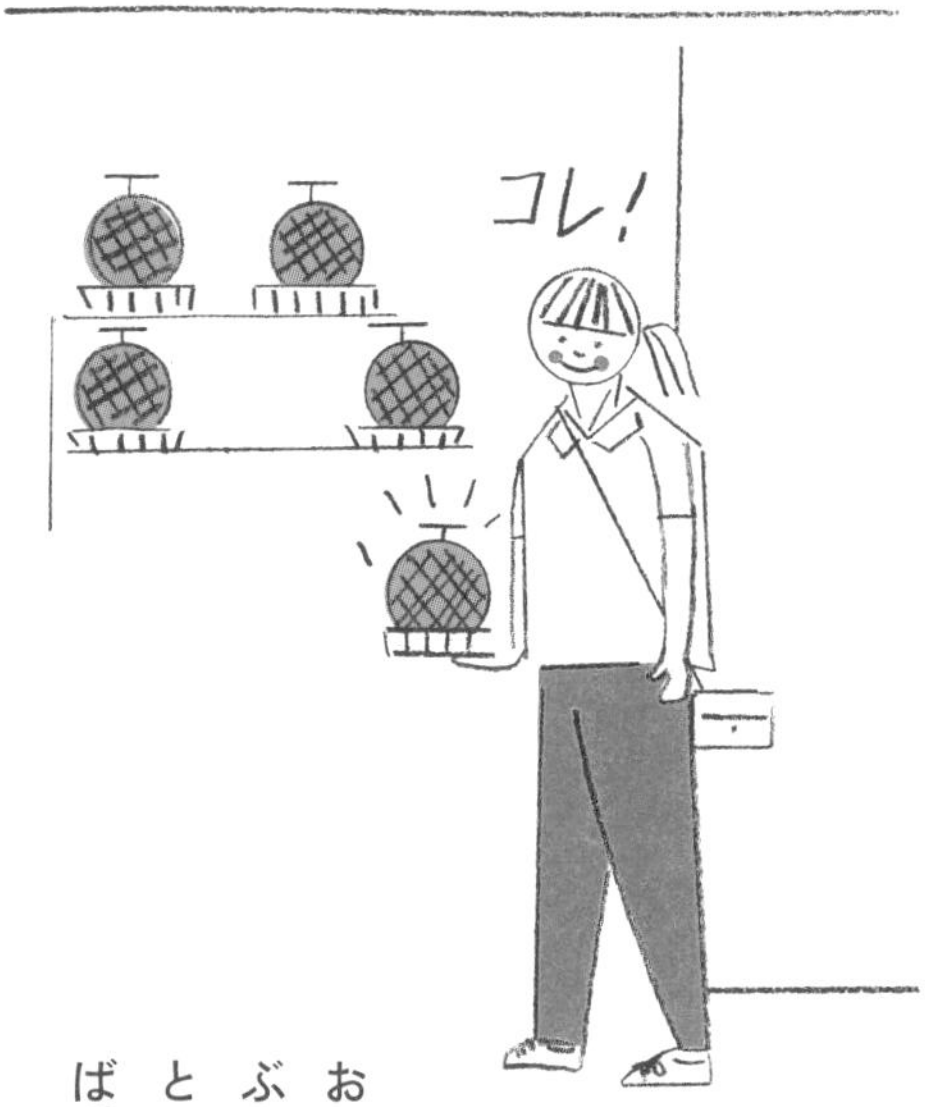

お店に入って、じぶんが「これだ」と思うものを、選ばず直感でとる。

point

- 買ったものが美味しいと感じられたら、体が元気。
- まずく感じる場合は体が停滞している。
- 無意識に選ぶものも体調のバロメーターになる。

5月1日

かぐ

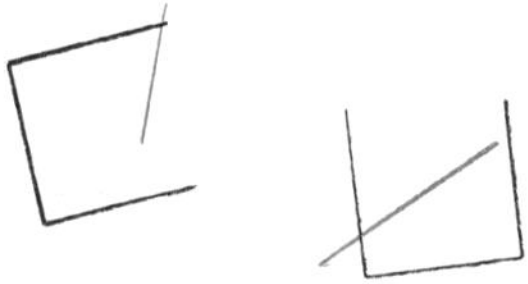

体が求める香りをかぐ

新緑が芽吹き、色とりどりの花が
あちらこちらで咲く時期です。
散歩に出かけてみると、
どこからともなくいい香りが漂ってきて、
ついつい蜜を吸うハチのように、
香りに誘われて動いてしまうことがありませんか？
それはバラだったり、ツツジだったり、
青々と揺れる木々の葉だったりして、
気がつくと植物に癒されていることがあると思います。
それは植物との感覚的なコミュニケーションです。

私たちは香りに行動力を刺激されて、
体が自然と香りの元を探すために動きます。
動いていった先で出会うものは、
じぶんの欲求と関係しているのです。
植物の香りを感じるのは、
その香りを体がいま求めているから。
新緑や花の香りは、私たち人間の体を
ほっとゆるませてくれる効果があるので、
つかれていたり、癒されたかったりするときには
とくに植物の香りに敏感になっているかもしれません。
お散歩に出かけるときは、
「香りをかいでみよう」と決めて歩いてみませんか?
いろいろな香りに出会うのと同時に、

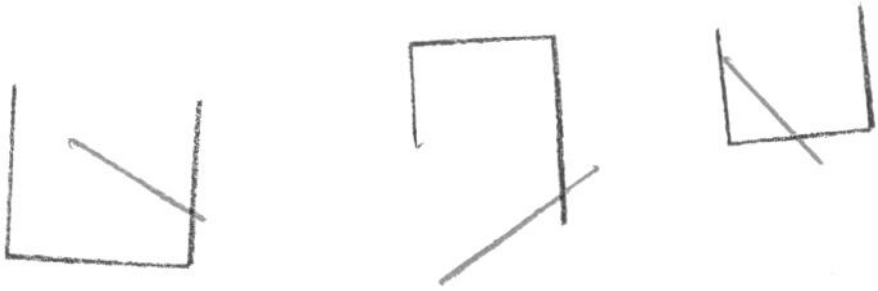

じぶんのさまざまな欲求にも気づけるはずです。
街を歩いているときにカレーの匂いが漂ってきたら……！
食べるしかないですね（わたしはカレーが大好きです）。

このころは五月病と呼ばれる不調に
悩んだり、不安を感じたりする人も増えますが
それは体の神経がおやすみを求めている状態です。
こどももこの時期に下痢や発熱をしますが
それは夏に向けて成長している証拠。
充分な睡眠をとれるように対処してやすませてあげましょう。

よく眠れる体操

不安や緊張をゆるめる

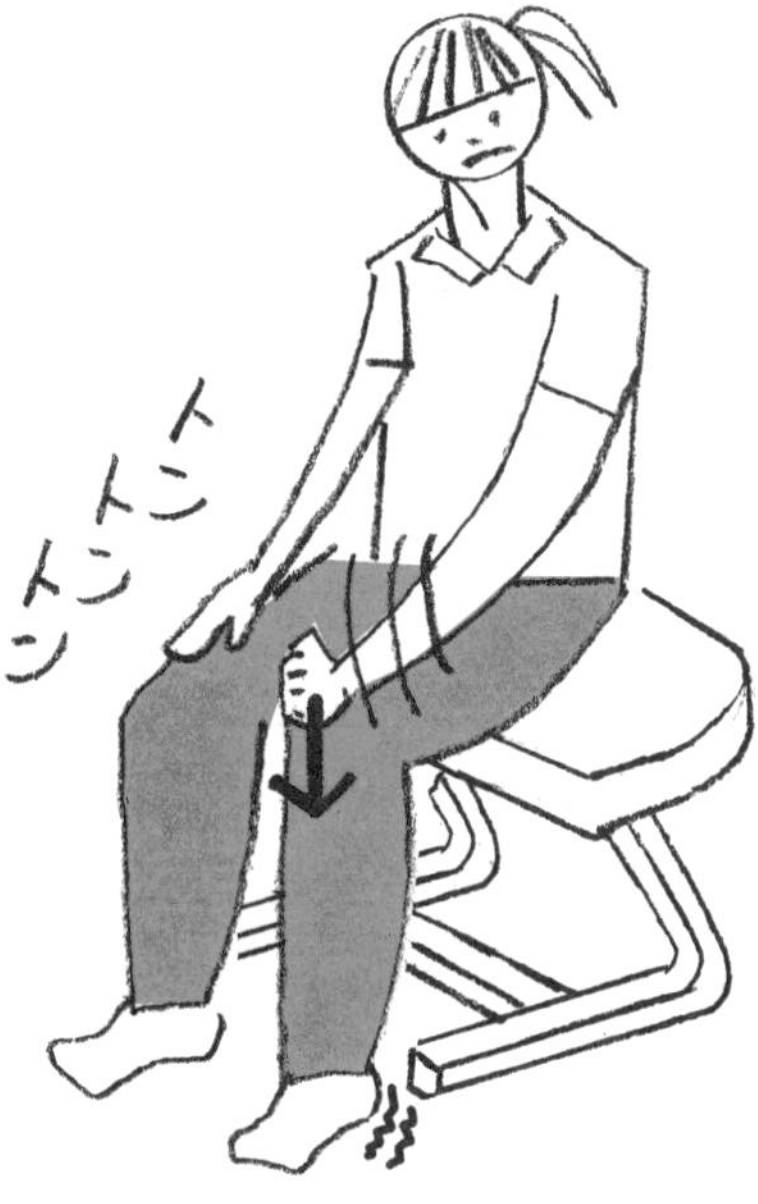

左のひざの上を20回
程度とんかちを打つ
ようにトントン叩く。

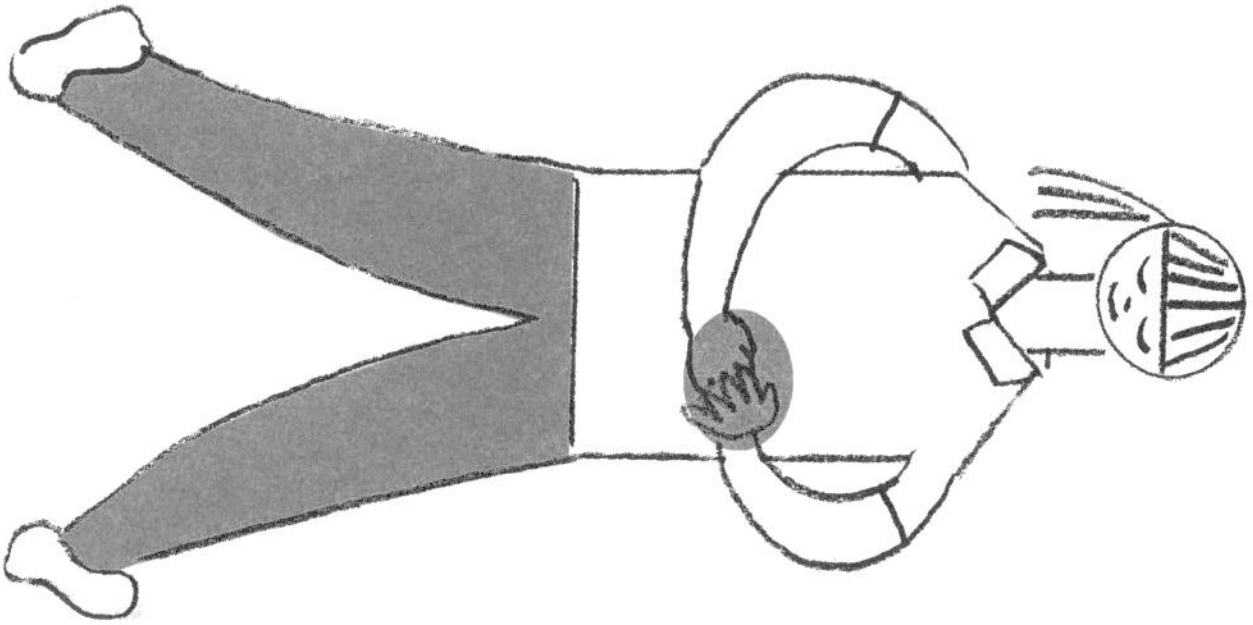

仰向けに寝転び、左の肋骨の下を手で2〜3分温める。目はとじる。

point

- 強い不安や緊張感は左側の過敏からきているため、ゆるめることで落ち着く。
- 深く眠れる。

5月10日

まげる

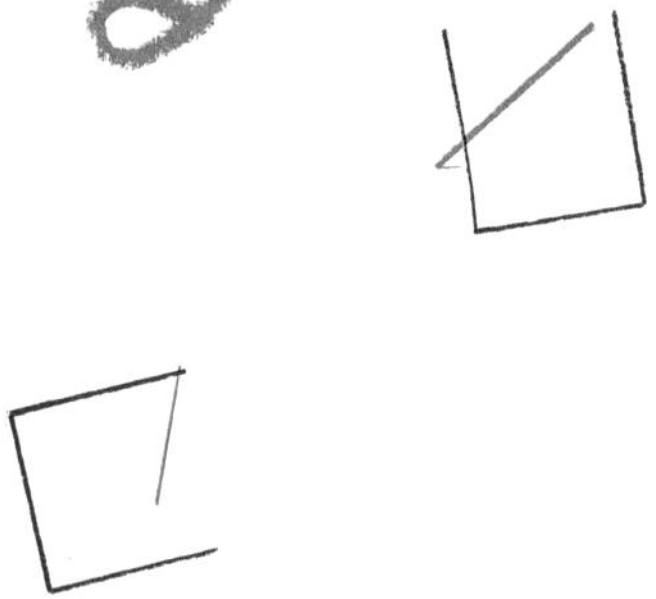

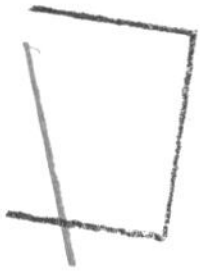

ひじを曲げると心がやわらぐ

ゴールデンウィークによく動いたり、遊んだりしていたら
この時期に疲労感が出てくるかもしれません。
そんなときは、ひじ、手首、足首などの関節を
曲げたり伸ばしたりしてよくほぐしてみましょう。
関節をやわらかくすることで排泄を促しやすくなり、
排泄とともに体の緊張や疲労も抜けていきます。
頭の緊張は手首と関係しているので、
職場や電車のなかで緊張していると感じたら、
ぶらぶらと手首を動かしたり、
曲げたりしてみると、落ち着いてくると思います。

体をほぐすことで、
人やじぶんにたいする態度にも柔軟性が出てきます。
ときどき威圧的に話をする人がいますが、
そういう人はたいてい体が硬くなっています。
あいさつひとつにしても、
体がやわらかい人、硬い人では、
声のトーンが全然ちがってくるのです。
とくに、威圧的・攻撃的な人ほどひじの角度が鋭利です。
ひじは威力があり、こどものひじがお父さんの鳩尾《みぞおち》に
入るだけでもお父さんが倒れてしまうほど。
誰にでもそのような腕っぷしがあるわけですが、
ひじを手で温めて、曲げたり伸ばしたりすることで、
気持ちがやわらかくなり、人を許せる余裕もうまれます。

じぶんにたいしても優しくなれるので、
クヨクヨしていたり、落ち込んでいたりしても、
「このままでもいいかぁ」と、
じぶんを認めてあげられるでしょう。

梅雨が近づいて空気が湿気てくると、
腰骨が曲がって「へそ曲がり」な態度が出てきます。
いわなくてもいい一言をいったり、
素直でなくなったりしてきてしまうのです。
その前に、つぎの体操で対処しておきましょう。

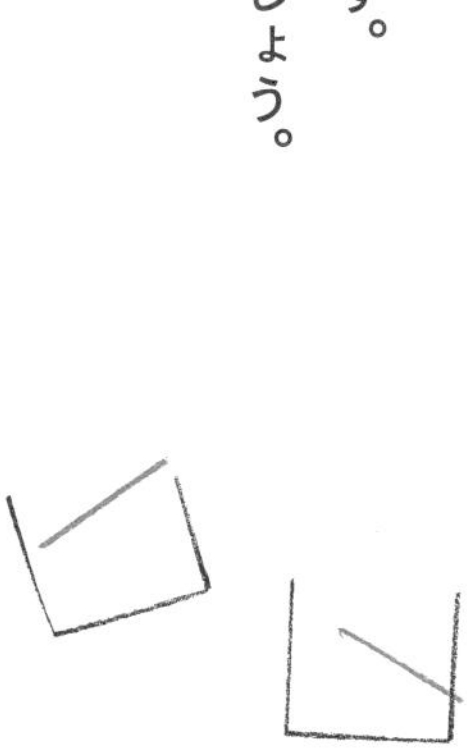

へそ曲がり防止体操

腎臓の疲労をやわらげる

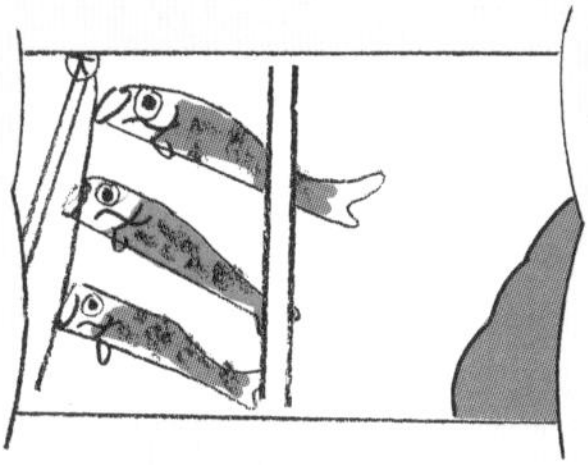

仰向けに寝る。おへその両脇に手をあてて、硬くなっている部分を探す。「の」の字を描いて3分程度温める。

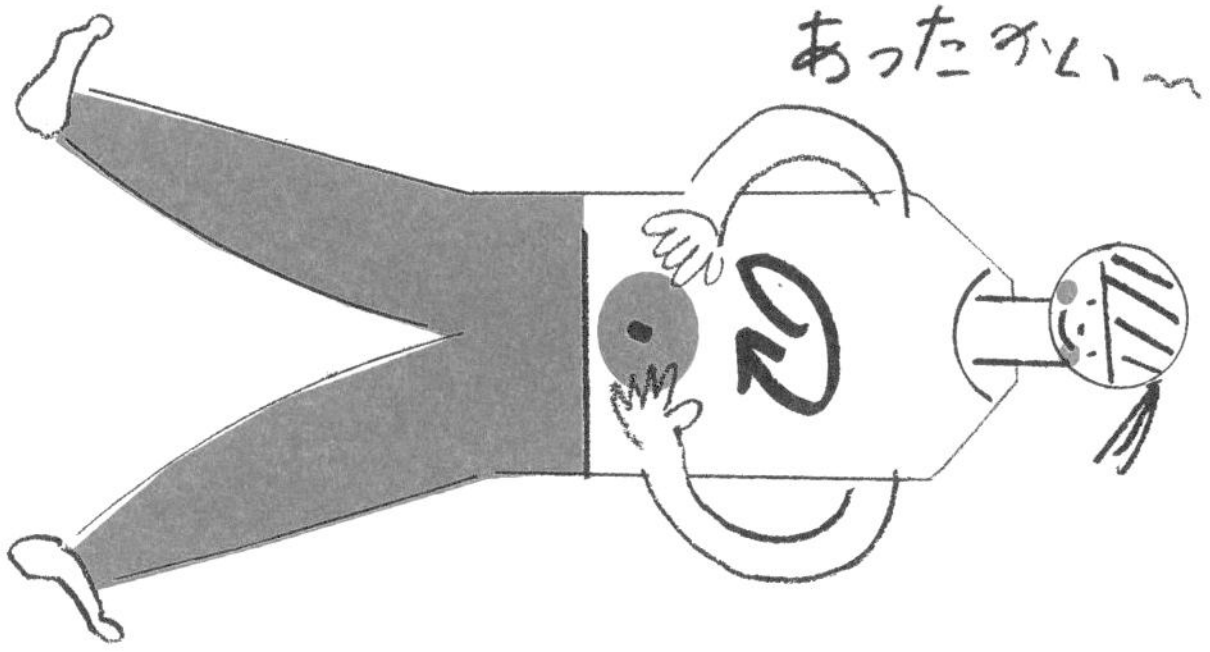

point

- 腎臓の疲労をやわらげて温めることで感情もゆるむ。
- 左側が硬い人は腹を立てている状態。ゆるめると気持ちがやわらぐ。

5月20日

ふれる

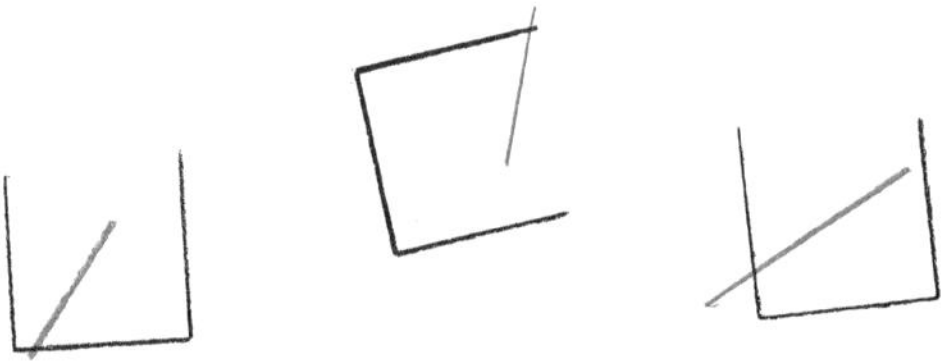

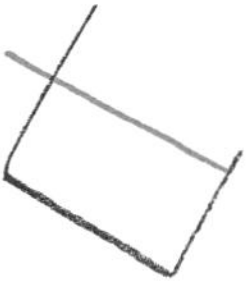

ふれる前に声をかける

生きものが繁殖期を迎えるころです。
私たち人間も本能的に積極的な動きが出てくるため、
このあたりでパートナーが見つかる人も多くなります。
人と話したり、人に触れたりする前には、
まずその人との距離感覚をつかむことが大切です。
たとえばサバンナのライオン、ヒョウ、
チーター、ヌーなどの野生動物は、
つねに視覚や聴覚、皮膚感覚をつかって
相手の動向を慎重にうかがっています。
捕食者は、近づきすぎると逃げられてしまうし、被食者も、近づきすぎると食べられてしまう。
距離感覚は、動物たちにとって生死を分けるものです。
人間はそこまで切迫した状況に
遭遇することは滅多にないですが、
それでも相手との距離感を間違えてしまうと、
関係性が崩れてしまうことがあります。
ここでは、手で距離感をはかる体操をしてみましょう。
人とコミュニケーションをとる前の練習です。
犬や猫に触れるときや、神社の大木に触れるとき、
そおっとじぶんから「触れてもいいですか?」と
声をかけて、ゆっくりと触れてみましょう。
いきなり触れるのと、声をかけてから触れるのとでは、
相手の反応もじぶんの心持ちも、ちがってくるはずです。

もし相手に拒否反応を感じたら、触れない。
もし触れさせてもらえたら、
温かいのか、冷たいのか、強張っているのか、
怯えているのか、安心しているのか……。
手のひら全体で状態を確かめましょう。
声をかけてから触れる練習を重ねると、
実際に人に話しかけたり、
生きものに触れたりする前に、
相手の様子をうかがう「間」がうまれます。
それは相手を慮る気持ちにもつながって、
触れてほしくない、と感じている
人や生きものにも敏感に気づけるようになります。

距離をはかる体操

手で感じる

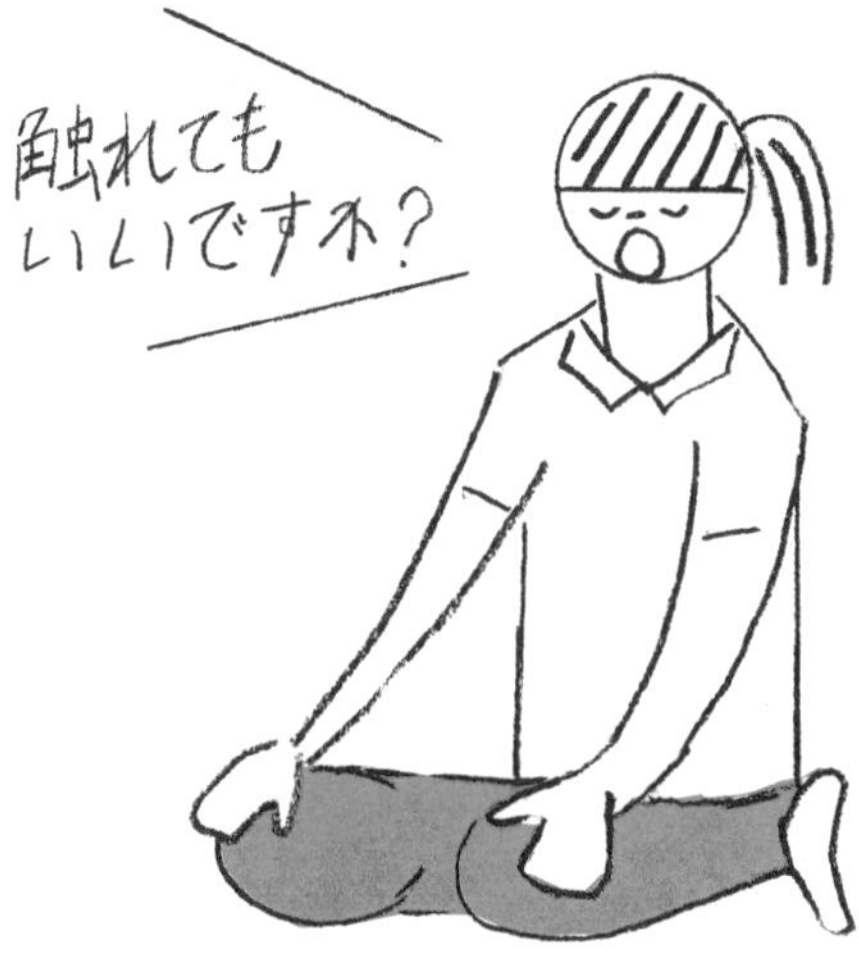

「触れてもいいですか？」と声に出してじぶんに問いかける。目をつむる。

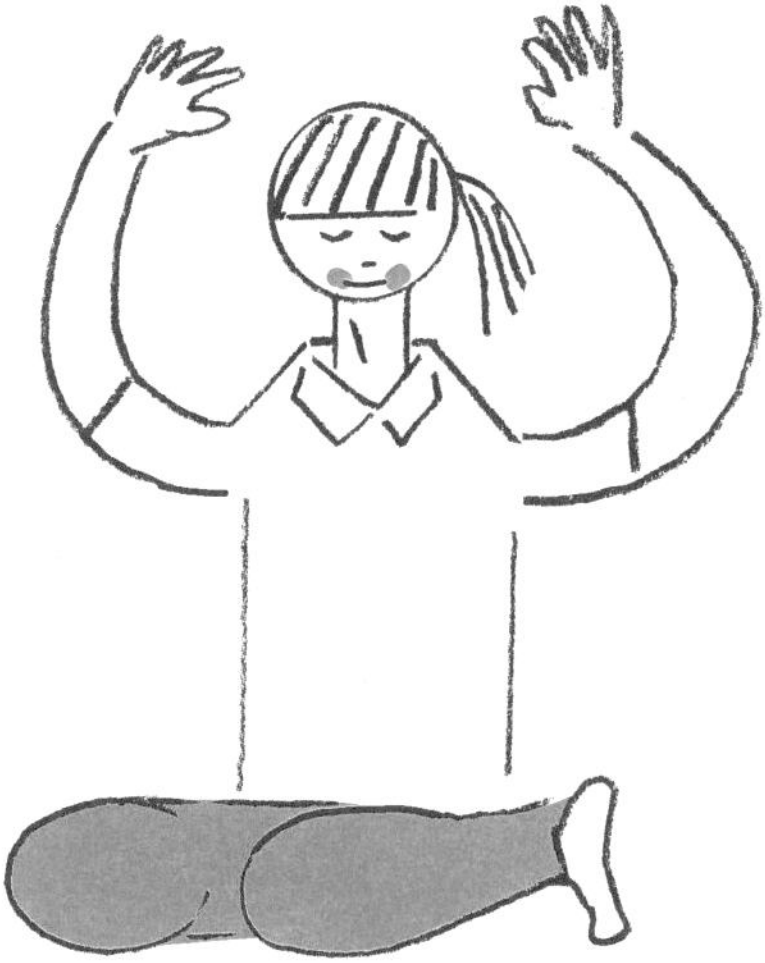

両腕を上げて、頭のほうにゆっくりと手を寄せる。頭に近づく途中で手がとまる場所がある。そこで30秒ほどとまり、目をとじて深く深呼吸。

point

- 手の感覚で対象物との距離をはかる練習。
- 手の感覚を敏感にすることで「触れてほしくない」人や生きものにも気づける。

6月1日

のばす

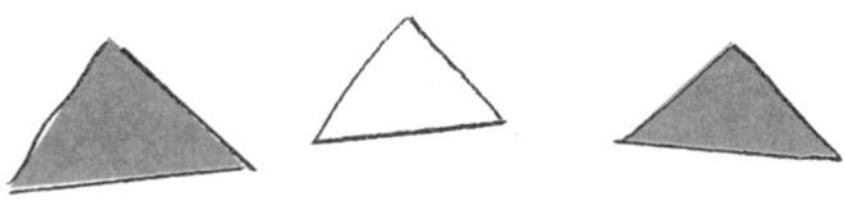

汗をかくために体を伸ばす

どうにかこのもわもわした空気から抜け出したい……。
雨が降り、湿気を含むもわっとした空気を
不快だと感じる人は多いのではないでしょうか。
そんなときは汗をかくと皮膚がゆるんで、
体の詰まった感じが抜けていきます。

ここでひとつ汗を出す体操をしてみましょう。
バンザイをして、そのまま空を見上げるように
できるだけ喉と胸を前に出してみてください。
片方の脇の下に指を入れて、

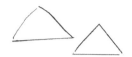

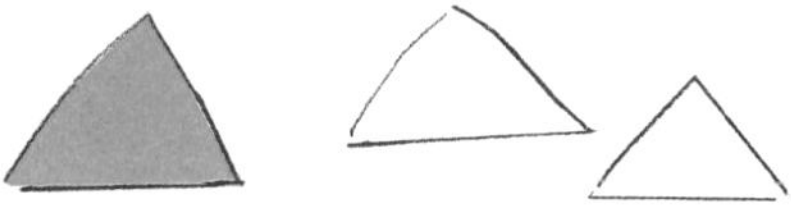

コリコリしたでっぱりを探してみましょう。
……見つかりましたか？
腕をおろして、その部分をゆっくり丁寧に、
じんわり伸ばしていくと、じとりと汗が出はじめます。
汗が出なくても、体が熱くなれば大丈夫です。

同じことばかりを繰り返し考えて、
眠れなかったり、体が緊張したりする人は、
手のひら、足のうら、太もものうら、首筋、脇などを
伸ばしたり、刺激したりして汗をかくことで、
神経がゆるみ、心がほっと落ち着いてきます。
便秘気味の人は、便秘解消の効果があります。
汗をかいた後は、やわらかいタオルや手ぬぐいで

汗をしっかり拭きとりましょう。
汗が残ったままだと、体に不快感が残りますが、
拭きとることで気持ちまでがさらりと軽くなります。

眠る前などに、ストレッチをして体を伸ばすだけでも、
体がほぐれて、心もやわらかくなっていきます。
体のどの部分を伸ばしているときに、
気持ちがいいと感じるでしょうか？
その部分をよく伸ばして、
あくびが出てきたら体がゆるんでます。
そのまま眠ってしまいましょう。

脇腹つまみ体操

むくみをほぐす

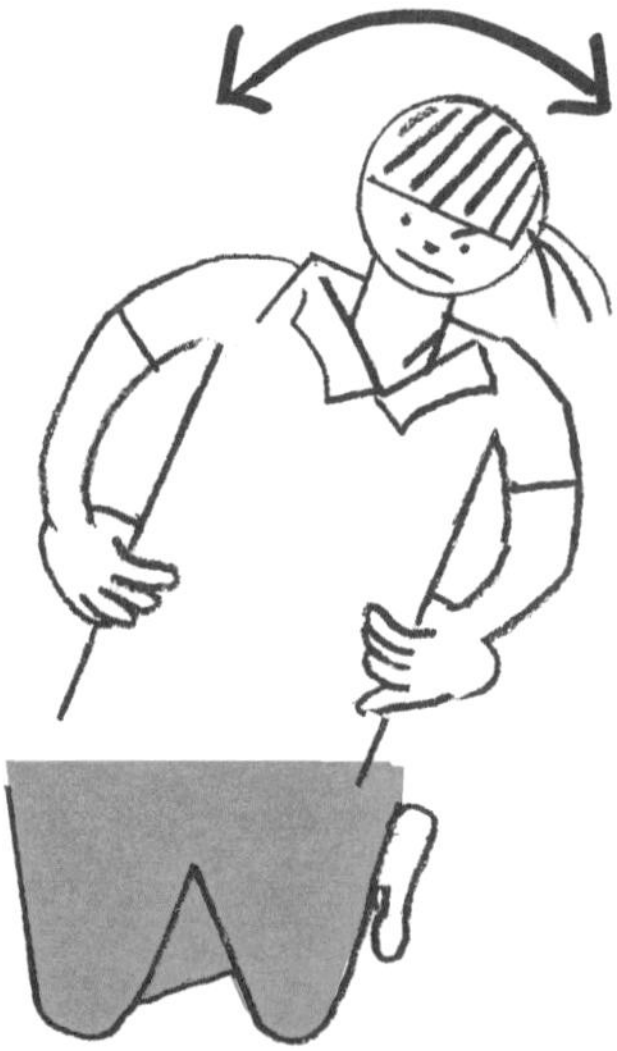

脇腹が伸びるように体を左右に動かす。

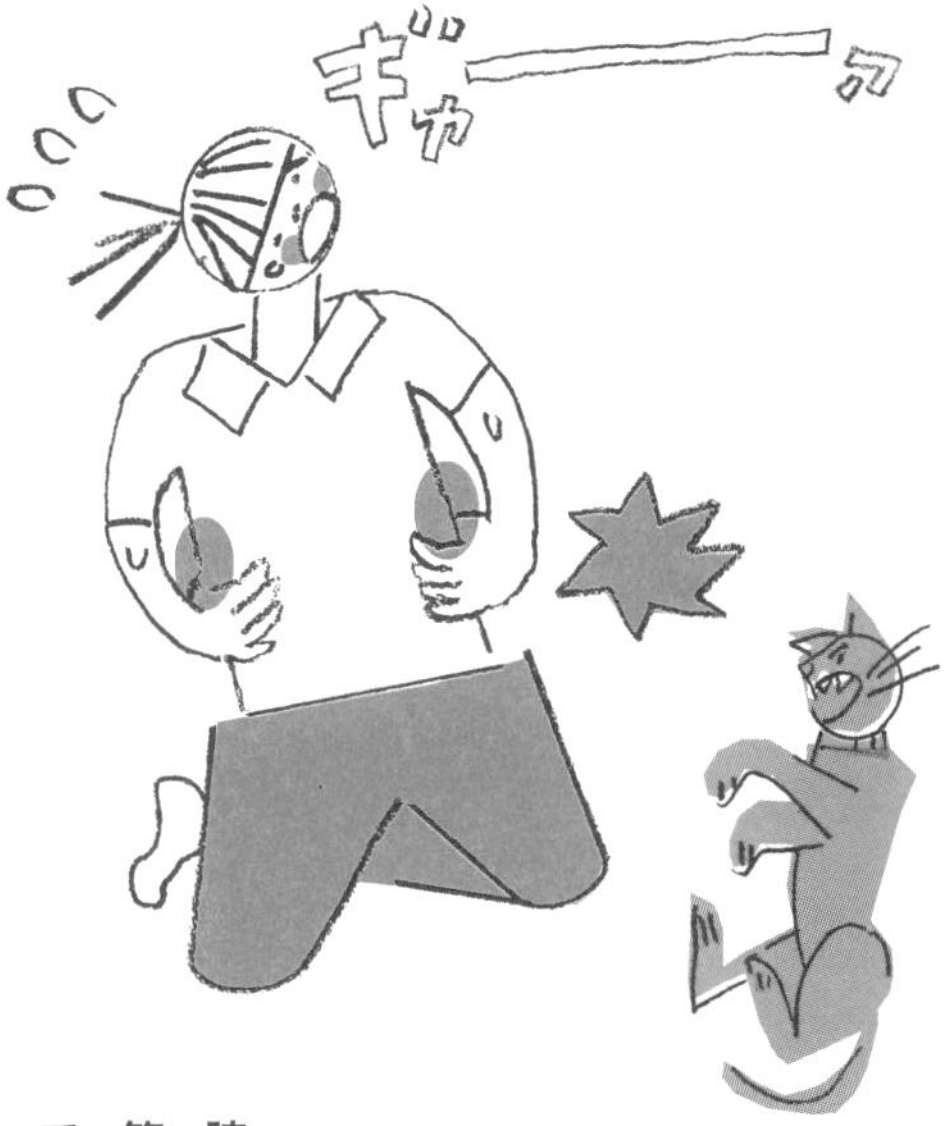

脇腹のぷりっとした筋を親指と人差し指でつねるようにつまんで離す。痛いぐらい思いっきりつまむこと。

point

- 脇腹が硬いと体がむくむため、よくほぐす。
- じんわりした汗をかいてくる。利尿作用がある。

6月10日

ねじる

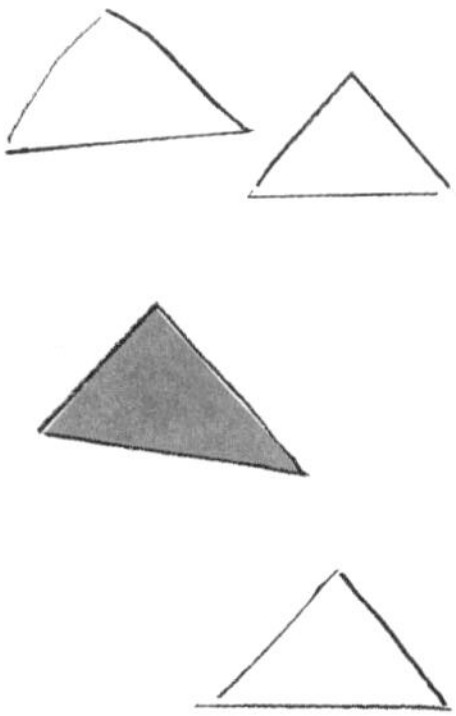

体をねじると素直になる

梅雨で本格的に湿気が出てくるころは、
「まげる」のページでもお伝えしたように
腰骨が曲がって、「へそ曲がり」な言動を
発する人が増えてきます。
「でも」と否定しがちな態度が増えたり、
意見を素直に聞き入れられなかったり、
逆にじぶんの意見を曲げられなかったり……。
頑固だったり強情だったりして、
どうしても素直でいられないのです。
「でも」が先に出てくる前に、

それをねじって、引っ込めてしまいましょう。
〝でも殺し〟の体操です。
正座をして、左右に体を三回ずつねじってみましょう。
できるだけぎゅーっと、脇腹をしぼるように
ねじりながら、後ろを向いてみてください。
左右にねじってみて、
どちらがねじりづらいと感じましたか？
ねじりづらいな、と感じたほうを
もう一度多めにねじってみましょう。
この体操を続けていくうちに、
どこかに座るときも「ねじってから座ろう」
とする体の動きが出てきます。
腰骨のねじれを解消させる体操なので、

へそ曲がりな発言も減ってくるはずです。
腰がつかれると決断力も低下してきてしまいます。
腰骨は決断力とも関係しているので、
この体操をすることで決断が早くなります。
じぶんが「なにをやりたいのか」、
「なにをやりたくないのか」もはっきりしてきます。
「すこしやすんでみようかな」と、
体の休息に気づく人も出てくるかもしれません。
湿気によって気分が鬱屈としてくるときにこそ、
気持ちを錆びつかせないために
体を左右によくねじっておきましょう。

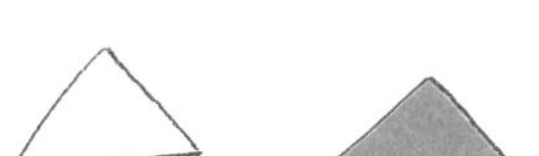

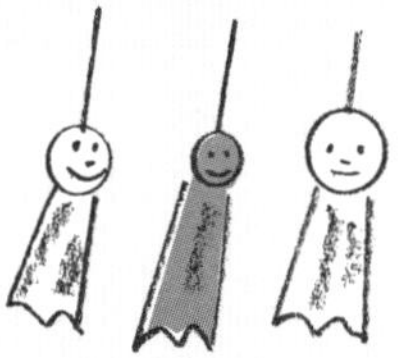

うさ晴らし体操

梅雨への対処

椅子に座って片足の膝下を持つ。太ももの裏が伸びるように、息を吸いながら足を胸に寄せていく。その後息を吐いて、ポッと足を離す。左右で何度か行う。仰向けでもよい。

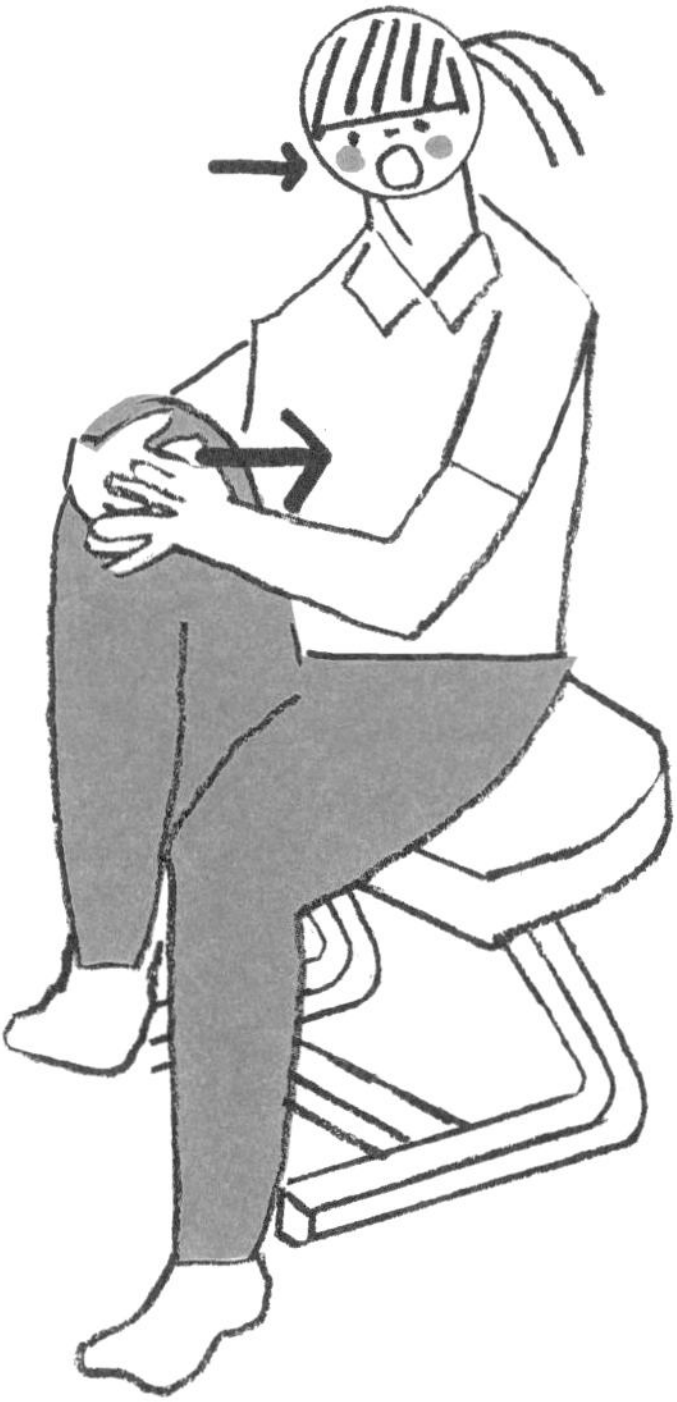

point

- 太もものうら（坐骨）に汗をかく。
  そこをよく刺激して伸ばす。
- 梅雨のもわっとした感じを汗をかいて発散させる。

6月20日

おす

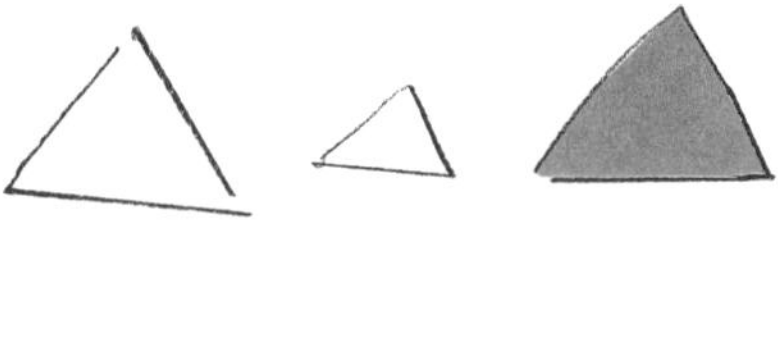

腰を入れて壁を押す

「全力発揮」という言葉があります。
これは整体の考え方でいうと、
じぶんが思ったこと、決めたことを実行して、
体をパンっと全部つかい切ることです。
たとえば「あの人に会いたい」と感じたら、
頭で考えているだけではなく、実際に会いに行く。
「あの店に行きたい」と決めたら、そこに行く。
「寝る」と決めたら、すぐに寝る。
思ったことを実行して終わらせると、
体は実行した感覚しか残らないので、

先の見えない不安や妄想がなくなっていきます。

「推し」はいますか？

「推し」〝じぶんのお気に入り〟に

会いに行くことは、まさに全力発揮です。

自発的に動くことでエネルギーがうまれて、

体もどんどん元気になっていきます。

梅雨が続くと気分が滅入ってきて、

会いたい人や行きたい場所があっても

「今日はやめておこう……」と思うかもしれませんが、

それだと体は全力発揮ができません。

頭でストッパーをかけて、腰が引けている状態です。

腰が引けていると、行動する力が出ません。

「やめておこう」よりも「やってみよう」が先に出る
体を作るために、腰を入れる体操をしてみましょう。
肛門をぎゅっと締めながら息を吐き、
近くにあるコップなどを持ち上げてみてください。
これだけでも腰に力が集まります。
お米など重いものを持ち上げられたら
しっかりと腰に基盤ができてきます。
基盤ができたら、腰に力を入れて、
壁や床をぎゅーっと押してみましょう。
腰が入って行動する力が出てきます。

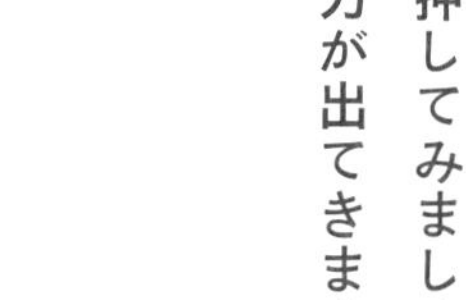

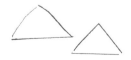

夏によく遊べる体の準備

おしをつくる体操

つま先立ちになる。カエルのように手の指を広げ、おへそをくっつける気持ちで壁を押す。ゆっくりと腰を押して引く動きを2〜3回程度足がプルプルするまで行う。（立った状態でうで立て伏せをするイメージ）。

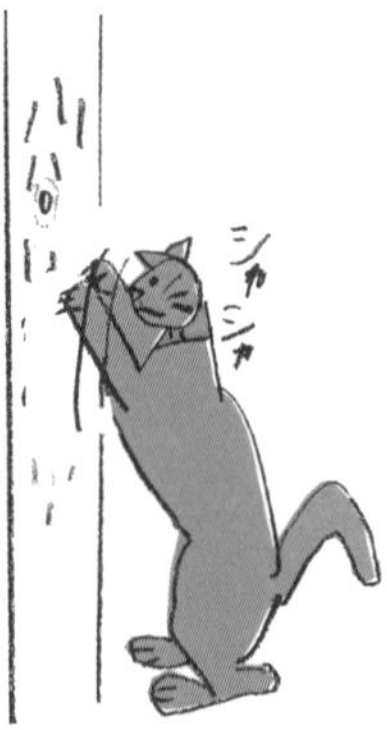

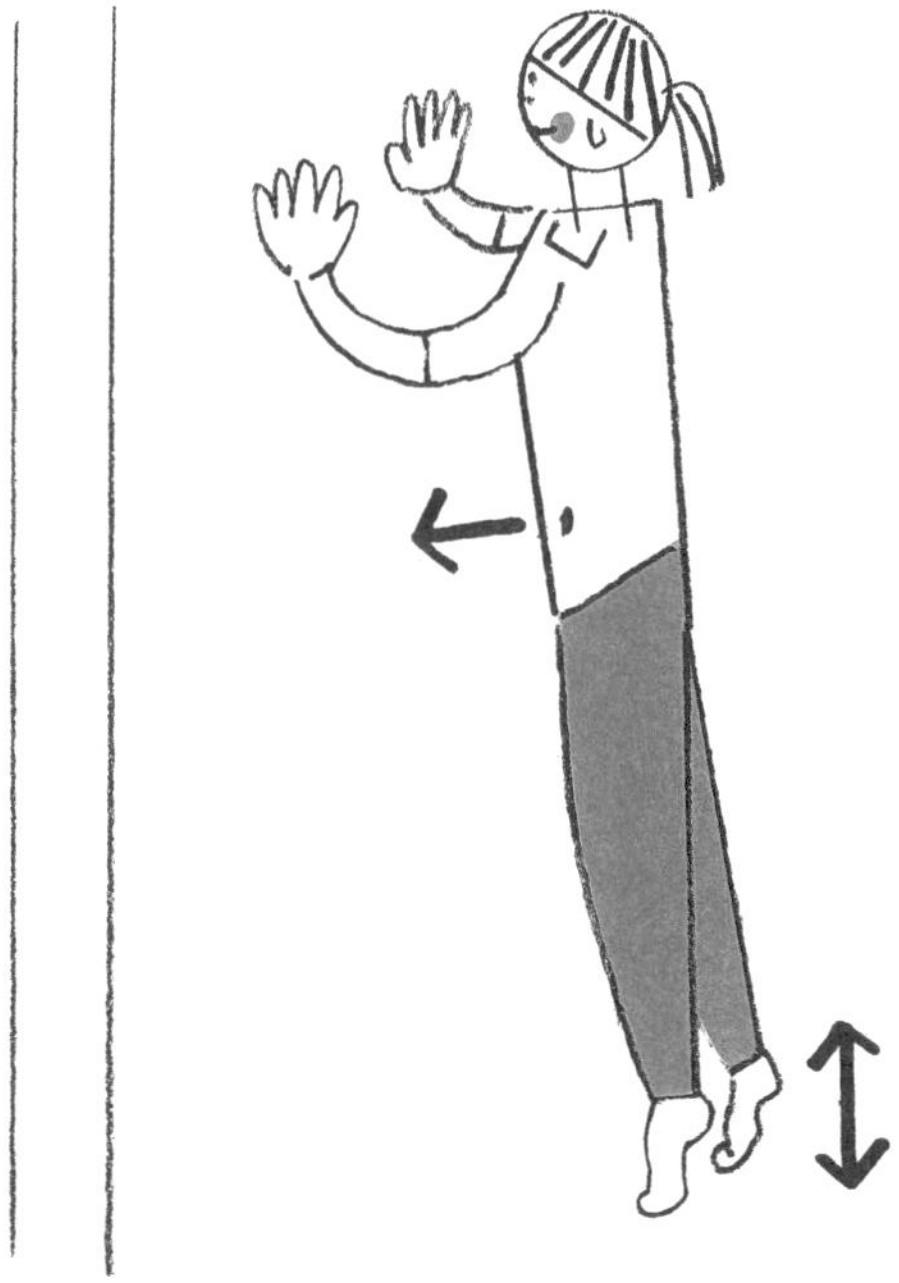

point

● 下半身に力が入り、足が腰から前に出やすくなる。

7月1日

ふる

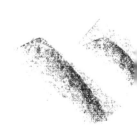

夏は汗をかいてへらへらする

夏は「遊びましょう」に尽きます。
とにかくじぶんを楽しませることが、
体にとっての〝仕事〟なのです。
たくさん遊んで汗をいっぱいかくと、
体が空っぽの「ぽかん」状態になります。
セミが殻を脱ぎ捨てて脱皮をするように、
夏の体から脱皮して、空っぽになるのです。
夏の間はたくさん遊んで、体全体で汗をかきましょう。
七月のはじめは汗の量が少なく、
まだ毛穴がふさがっているため、

においもつよくベタベタしています。
汗をかくことに抵抗感を抱く人もいるかもしれません。
汗を泉のように考えてみてください。
どんどん汗をかいていくことで毛穴が広がり、
そこからさらにぐわーっとたくさん汗が出てきます。
汗をたくさんかくとベタベタしている汗が
サラサラになって、においも弱まります。

汗を出すために「振る」体操をしてみましょう。
手を振る、頭を振る、ポテトを振る、
牛乳を振ってバターを作る……。
ブラジルのサンバダンサーのように、
腰を思いっきり振って踊ってみる。

全力で、汗をかくまで振り続けると、
そのうち頭で真剣になにも考えられなくなってくると思います。
へらへらしてきたら、それが夏の体です。
夏は頭で難しいことを考えることには向いていません。
激しく笑うか、カッと怒るかなど、
感情表現もわかりやすくなります。
夏の間はそんなふうに笑ったり怒ったりして、
感情も発散させていきましょう。
冬がきたらとことん真剣に考えればいいのです。

ふるふる体操

思い詰めたときに

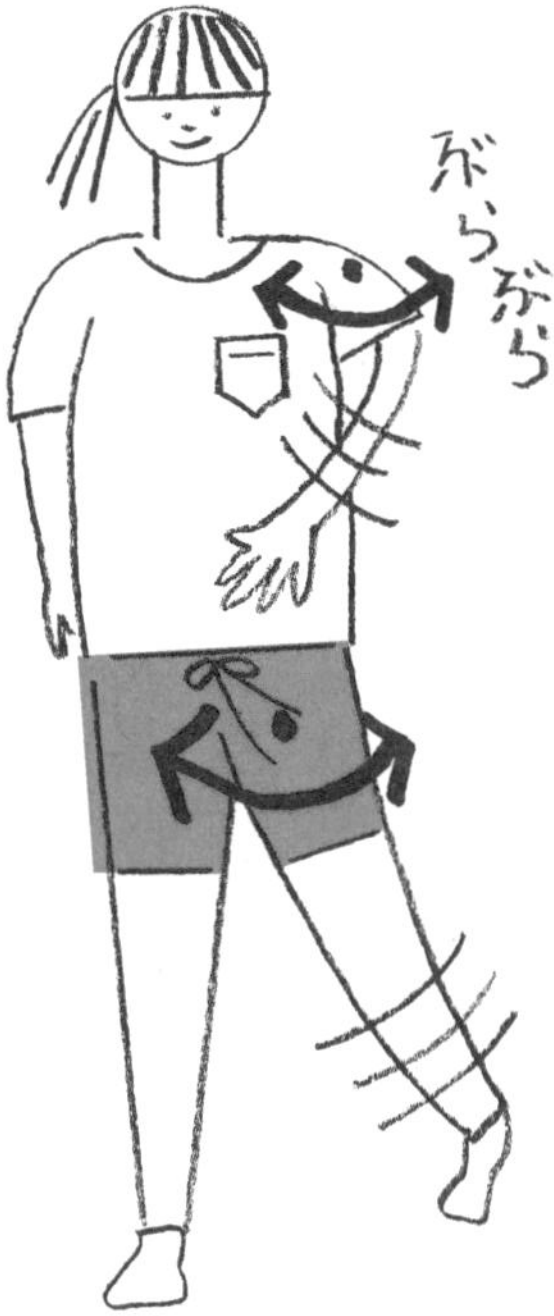

手足を片方ずつぶらぶら動かす。
足は付け根から動かす。

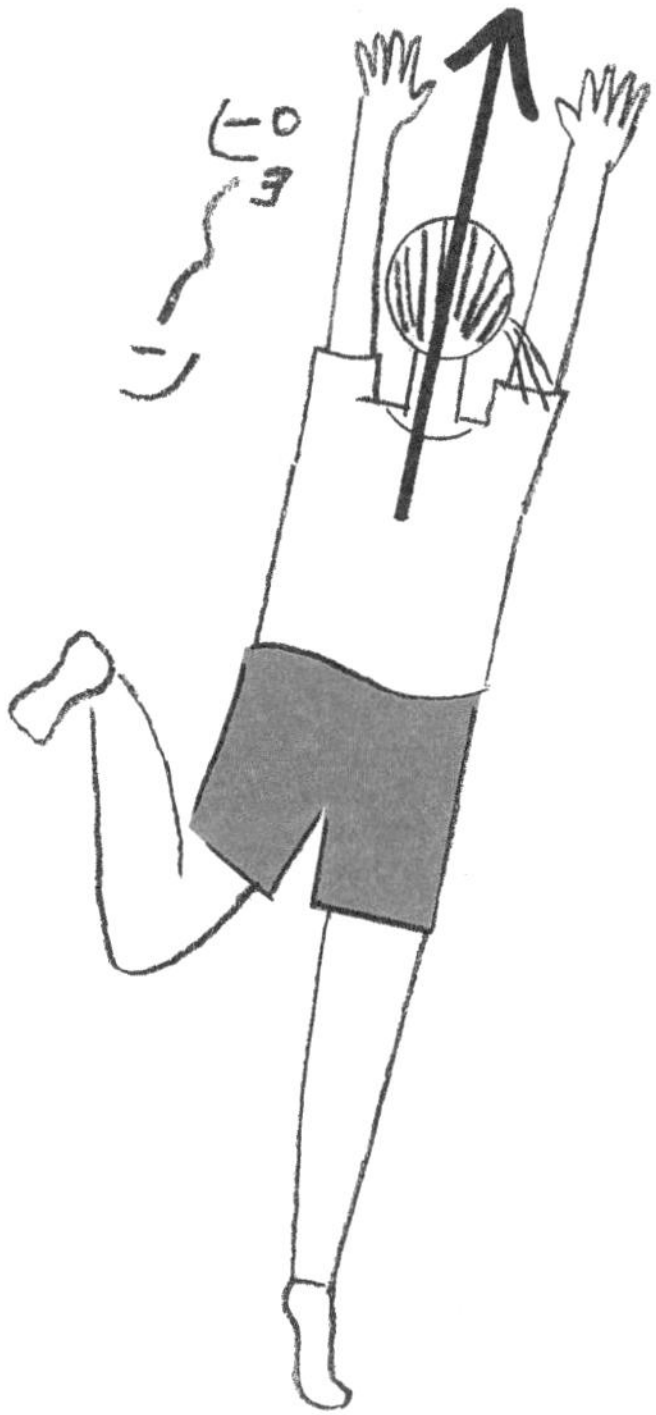

かかとで後ろを蹴っ飛ばすような姿勢をとる。手を頭上にピョーンと突き出す。

point

- 汗をかく。
- 頭が働かなくなり、楽しくなってくる。

7月10日

かける

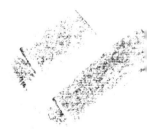

七夕に願いをかける

みなさん、遊んでいますか？
たとえひとりでも、
なにかをして「楽しい」と感じられたら夏です。
夏だから楽しいというよりは、
「楽しい」と思えたら夏なのです。
人間にとって、一年が一生だとすると、夏は青春。
感情を発散して、楽しい、嬉しいと感じたり、
ときには思いっきり怒ったり、悲しんだりして、
体と一緒に感情を動かしていきましょう。
そうやって夏を目いっぱい遊び切ることができたら、

秋には寂しさがやってきます。
それは夏に遊び切った体が空っぽになっているからで、
季節と体のリズムが一致している証拠です。
引き続き、楽しいと思えることをやってみましょう。

「かける」は、ひとり遊びの体操です。
水をかける、電話をかける、魚に大根おろしをかける、
好きな人に電話をかける、壁に好きな絵をかける……。
旅行に行かなくても、海に行かなくても、
じぶんが楽しければささいなことでいいのです。
体の面でいうと、足のうらに水をかけることで
体にこもった熱が発散されて、体温が下がります。

七夕には願いをかけてみませんか？
整体では七夕を大事にしています。
具体化した願いを紙に書くことで
「わたしはこんなことがしたいんだな」と
じぶんの欲求を再認識し、
そこに向かう体が用意されるからです。
じぶんを曖昧にしていると、
じぶんのことがわからない体になってしまいます。
「なにか食べたい」けど「なにか」がわからない。
「誰かに会いたい」けど「誰か」がわからない。
それを引っ張り出すための体操をしてみましょう。

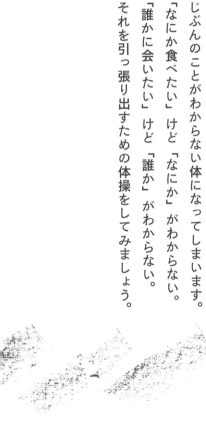

七夕体操

じぶんを知る

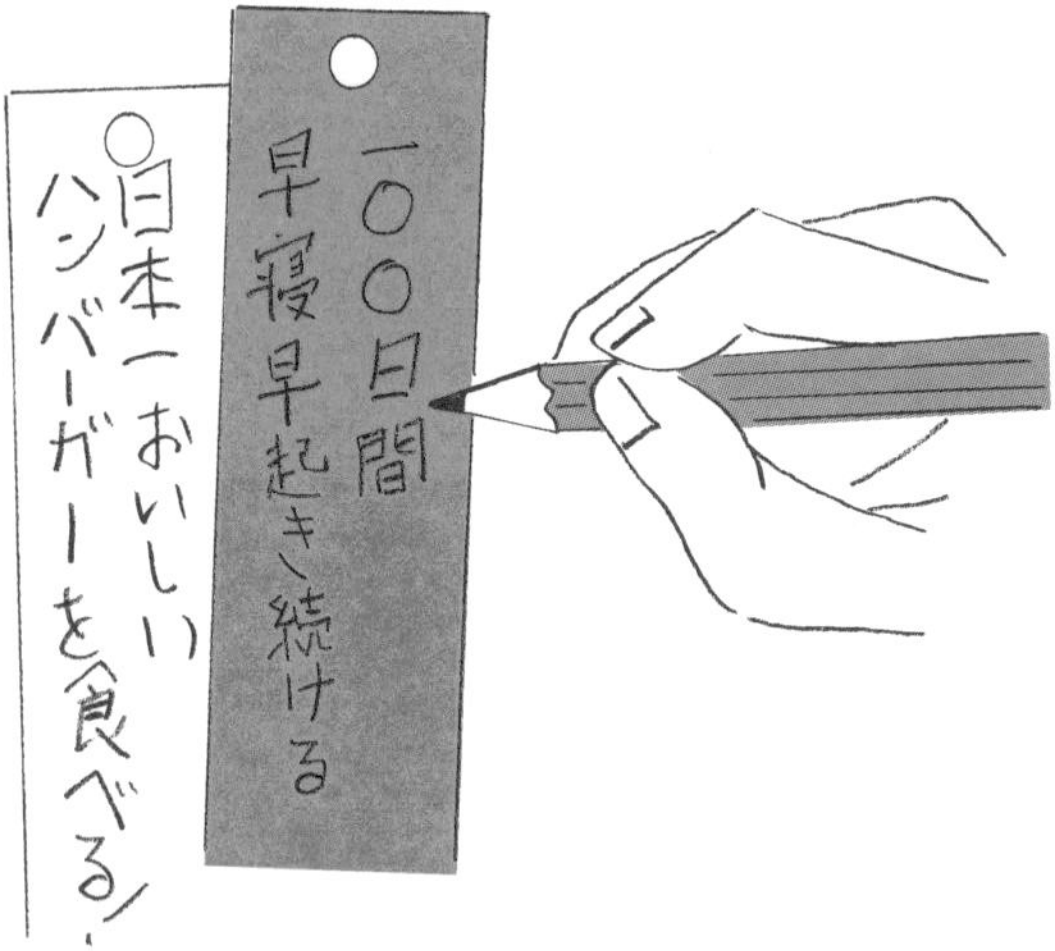

短冊やノートに具体的な願いを100個以上書く。書いたら翌日ぜんぶ捨てて忘れる。書いて終わらせる1回切りの体操。

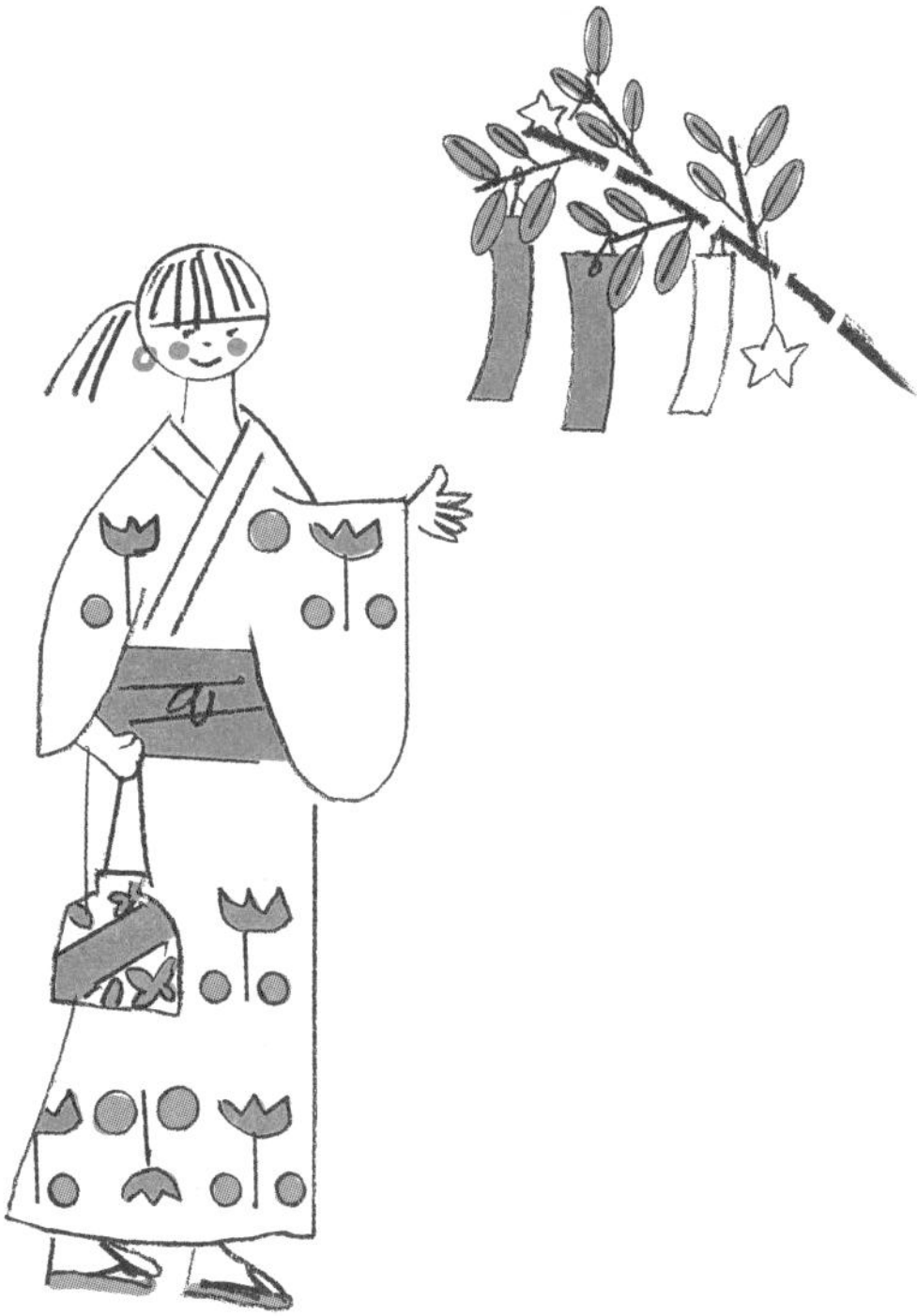

- 欲求や感情を曖昧にしないで書き出すことで、じぶんのことを確認する。
- 100〜200個書くと、翌年必ずいくつかは叶っている。

7月20日

ゆらす

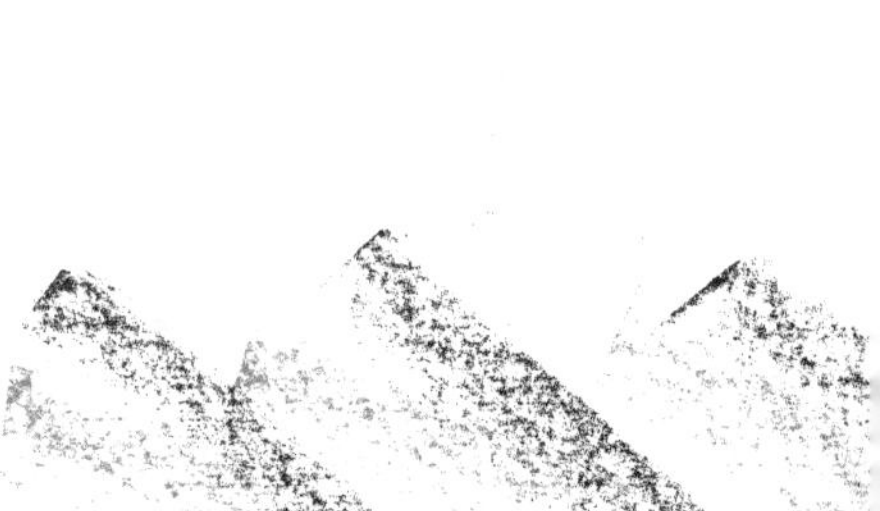

心地いいゆれに身をまかせる

しつこいようですが……遊んでいますか？
こればっかりは難しいかもしれませんが、
夏は仕事をしないことが理想です。
もしくは、できるだけおやすみをとって遊びましょう。
遊んでいると、体がゆるんでいきます。
遊び足りていない人は、本人がゆるんでいないので、
人にたいしても冷たい態度になってしまったり、
人を許せない態度が出てきたりしてしまうのです。
秋から冬にかけて、厳しい態度の人がいたら、
夏に遊んでいなかった人です。

顔も強張って、体も硬くなってしまっています。
体をゆるめることで、心もやわらかくなります。

この時期は意識して体を動かさなくても、
気温が高く、自然に汗が出てくるので、
火照った体をリラックスさせていきましょう。
「ゆらす」動きは「ふる」動きとはちがって、
もっとやわらかい動きです。
音楽のジャンルでいうと、
レゲエのようなイメージでしょうか。
ただただ体をゆらして、なにも考えずに、
ヘラヘラ、ダラダラしていきましょう。
バスや電車に乗ったときも、

ゆれているほうに体をやわらかく合わせる。
火やお線香の煙がゆれるのを眺めたり、
風鈴をゆらしてみたり。
力を抜いて、ゆれに身を任せていると、
ぼーっとしてきたり、眠くなったりして、
じぶんの意識が薄らいでいきます。
体がただただ心地いい状態を作りましょう。
風にゆれる木の葉や水面のゆれなどを眺めて、
じぶんとそれが一体になるぐらい曖昧になってきたら……、
「ぽかん」とゆるんでいる証拠です。

赤ちゃん昼寝体操

夏の休息時間

仰向けになってひざを立てる。足を腰幅にひらく。ひじをひらいて3分やすむ。できれば涼しい部屋で3時〜4時の間に行う。

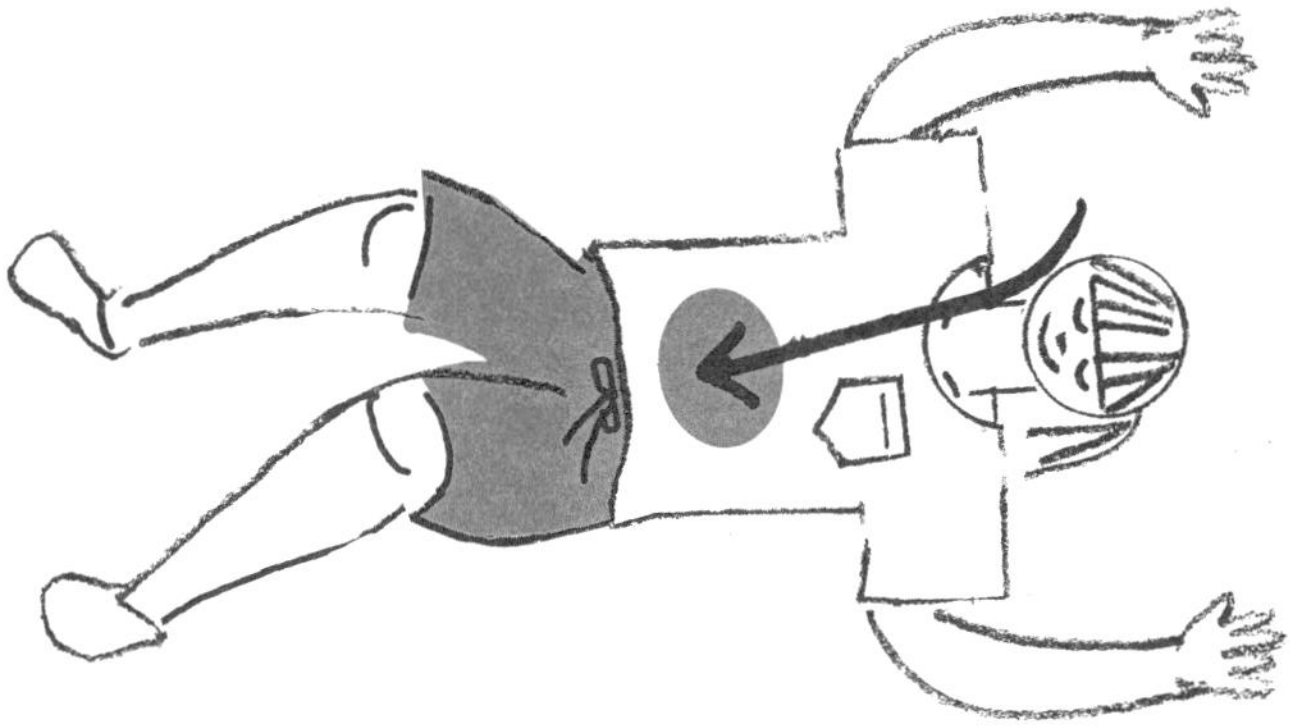

point

- シエスタ（スペインの昼寝文化）の意味で、
午後休息の時間をとると体が楽になる。
- お腹に息が深く入る。
- 熱中症を防ぐ。

8月1日

とかす

夏の力でじぶんを溶かす

炎天下のなかを歩くだけでつかれる時期です。
冷房のついた涼しい部屋で
おやすみをする人が多いかもしれないですが、
長い間冷房の効いた場所にいると、
皮膚がとじて汗をかけず、
体も心もとじてしまうため、
不機嫌な状態になってきてしまいます。
人とコミュニケーションをとらなくなったり、
セミの声や周囲の音がいつも以上に
うるさく感じられたり……。

そんなときは温かい飲みものを飲んだり、
温かいお風呂に入ったりすることで、
体が温まって心もほぐれていきます。
熱で心を溶かしていきましょう。

「打ち解ける」という言葉があります。
相手と心から親しむ、という意味です。
この言葉にも「とける」が入っていますが、
温かい飲み物やお酒の力を借りると、
気持ちをサッと相手に伝えやすくなります。
寒いと人間は体に力が入り緊張しますが、
暑いと汗をかいて体がゆるみ、
性格も冬に比べて開放的になります。

ここは夏の力を借りて、
人と気軽に話したり、相談をしてみたり、
言い出せなかったことを伝えてみたりして
人と打ち解けてみませんか？

夏は氷が溶けていくのを
眺めるだけでもリラックスできます。
わたしは水のなかに氷を入れて、
それが溶けていく様子を観察するのが好きです。
ただ楽しいから見ているのですが、
ゆっくりゆっくり時間をかけて眺めると、
体も心も溶けていく感覚があって、ほっと安らぎます。

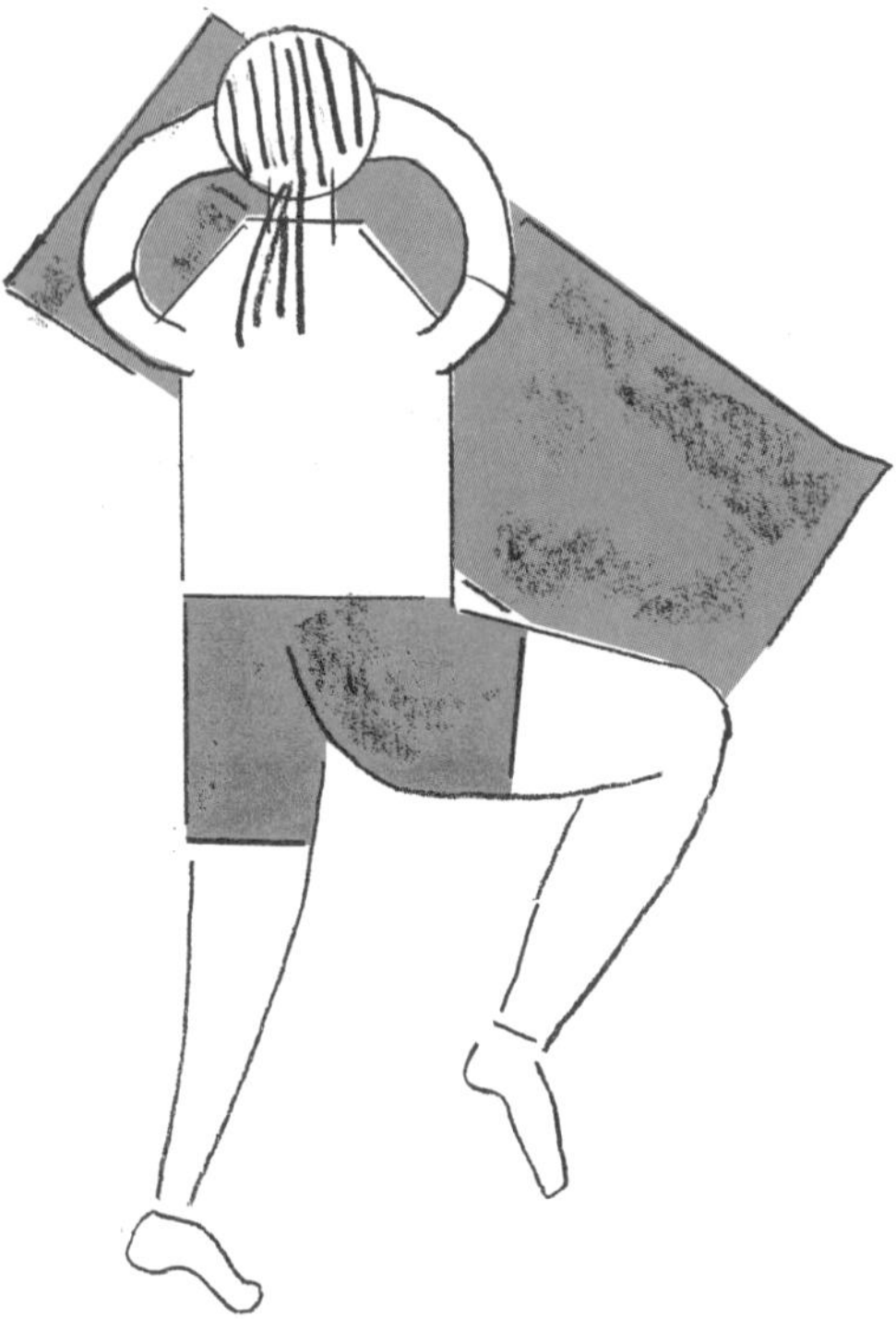

体を溶かす体操

夏バテの対処

大きめの枕やクッションを抱えるようにしてうつぶせになり、右足を曲げて目をつむる。30秒〜1分程度深呼吸をする。ある程度涼しい場所で行う。照明も暗くする。

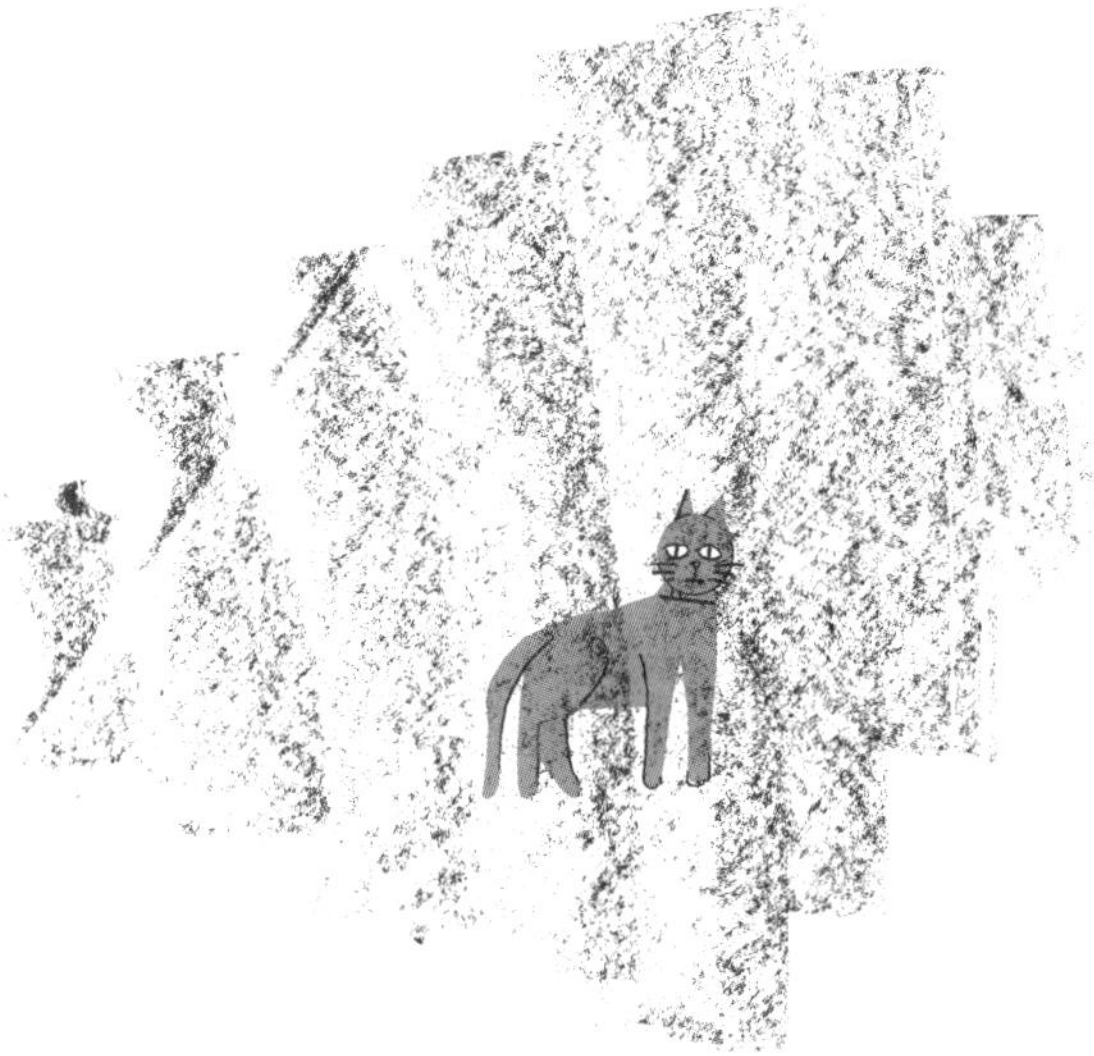

point

- 汗をかきすぎた体や、冷えたものをとりすぎている体をやすめる。
- 右足を曲げることで、小腸や肝臓などの消化器が調整される。

8月10日

おろす

頭の気をおろす

暑さで頭に気が集中し、体に夏の疲労が出てきます。
夏は頭蓋骨に熱がこもってなかなか出て行かず、
頭に気が集中してしまうのです。
本来、気はお腹（丹田）に集まることで体が安定します。
この状態を「上虚下実《じょうきょかじつ》」と言います。
下半身に力が入って、上半身は空っぽの状態です。
ところが頭に気が集中してしまうと、
上半身に力が入って下半身に力が入りません。
この状態を「上実下虚《じょうじつかきょ》」と言います。
下半身に力が入らないと、

体が不安定になり、力が出なくなってしまいます。
息も吸うことばかりに意識が集中して、
深く吐き出すことができません。
頭に熱がこもってぼーっとするときは
体を横にして、意識的に息を深く吐き、
頭の気をおろしましょう。
肋骨の下に手をあてて
息を二十秒程度「ふ――」と吐いてみてください。
その後、頭のてっぺんに濡れたタオルを乗せて
熱を冷ますと気が下におりてきます。

お盆でご先祖様が帰ってくる時期には、
神棚、本棚、食器棚などに積みっぱなしのものをおろして、

整理や掃除をはじめていきませんか？
家の片付けの意味も込めて夏の掃除をすることで、
秋に向けての体が整っていきます。
夏に着た水着、夏用の食器などをじぶんで片付けることで、
「夏を終わらせて秋に向かう」という自覚を持てるのです。
このころから初秋の風が吹き、
徐々に秋の体へと切り替わっていきます。
すこしずつ、夏に遊んだ分の片付けをはじめていきましょう。

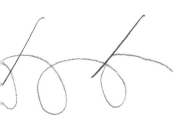

こんにゃく湿布体操

熱中症の予防に

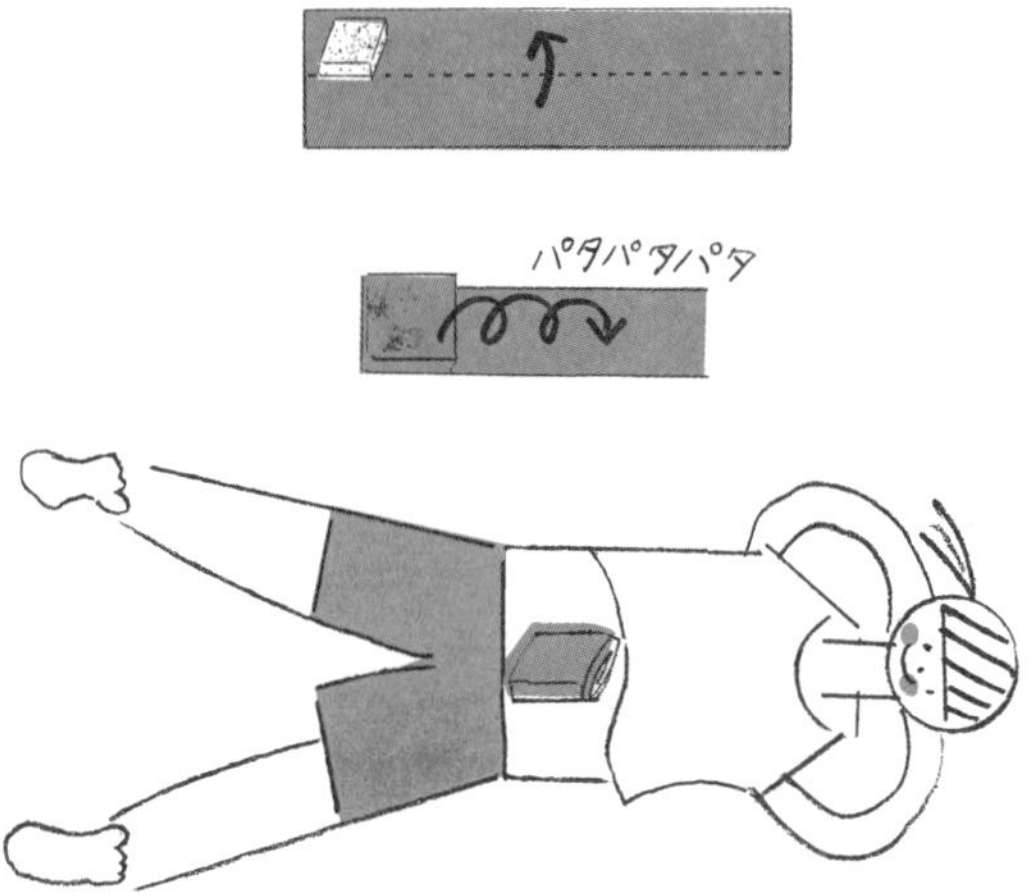

こんにゃくをはんぺんサイズぐらいにカットし、沸騰したお湯で5分ほど温める。フェイスタオルを半分に折ってこんにゃくを包む。こんにゃく湿布をおへその上にあてて温める。

- 腹痛、下痢、夏バテ予防、食欲不振、だるさに効く。
- 体に熱がこもっているときは、こんにゃく湿布で後頭部を温めて横になると楽になる。

頭の気をおろす体操

涼しい部屋で

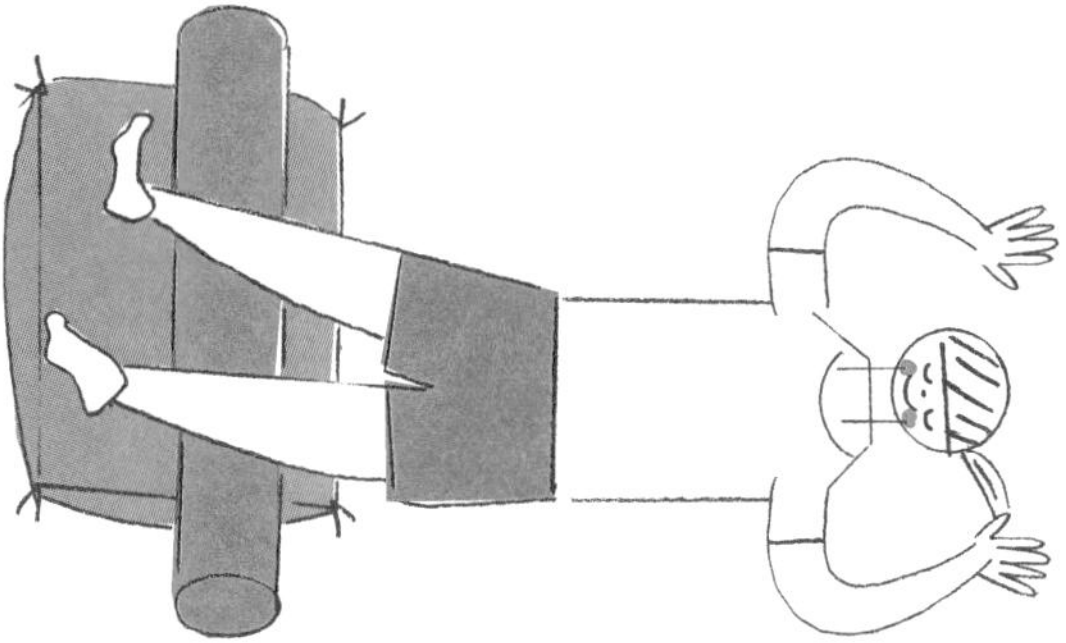

仰向けに寝て、枕やクッションをふくらはぎの下に置く。バンザイをし、ひじを動かして息が深くなる位置や角度を探す。その状態で2〜3分程度やすむ。

● 頭の気がおりて体が楽になる。
その後集中できる。

8月20日

まぜる

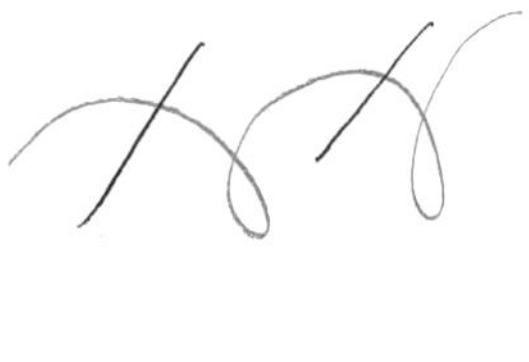

温かい食べものを混ぜる

セミの声が少なくなり、鈴虫の音が聞こえ、
日が暮れるのも早くなってくるころです。
「夏が終わっちゃった」と、
寂しく感じる人もいるでしょう。
それはたくさん遊び切った体から発される声です。
そんなときはお風呂に入って、
充分遊んだ体を温めましょう。
お湯に浸かって、体のどこか冷えていたのか、
じぶんの体の状態を確かめながら探ってみると、
意外と足が冷えていたり、手先が冷えたりしています。

冷房で体が冷えているのです。
食べるものも、そうめんや冷や汁など、
冷たくてすぐに食べられるものを
食べている人も多いと思いますが、
このころから徐々に温かいものを
テーブルに混ぜ合わせていきましょう。
8月の汗はしょっぱいです。
汗が体から絞って出てくる感じがあって喉が渇き、
体が塩分や酸味のある温かいスープを欲してきます。
タイやベトナムに暮らす人たちが、
酸味のあるスープを飲んでいるのも、
体が欲しているからです。
冷たい飲みものから温かいスープに変えて、

塩分を補給していきましょう。

夏は同じものばかりを食べがちですが、
体はほかの食べものを欲しているかもしれません。
二種類のカレーを混ぜ合わせてみたり、
温かいご飯にとろろをのせて混ぜてみたりして、
ふだんとちがうものを食べることは体の刺激になります。
なにかとなにかを混ぜて一工夫することで、
味も食感も変わって、
「つぎはあれを食べてみようかな」と
意欲的になり、食欲も出てくることでしょう。

やる気が出る体操

勉強や仕事前に

四つん這いの体勢になる。手首の内側をそらし、足の親指を立たせて力を入れる。前後に2〜3回程度ゆっくりと動く。手首を伸ばすために腰を引くイメージ。

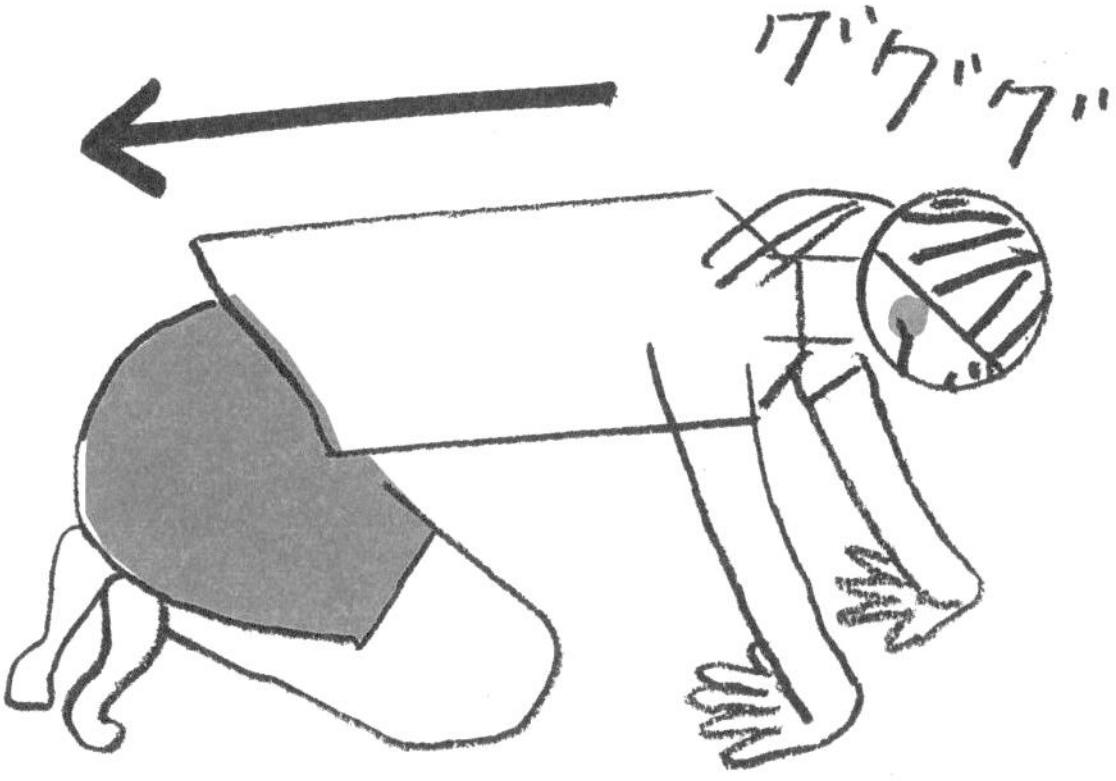

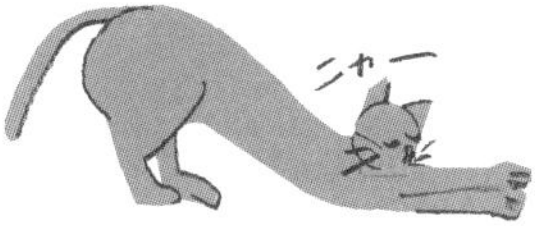

point

- 手首と腰は連動しているため、手首をやわらかくすることで下半身から行動する力が働く。
- 生殖器の疲労が抜ける。

9月1日

とじる

目を閉じてじぶんをオフに

夏の日焼けで、目がつかれていませんか?
よく遊んだ後は、おやすみが必要です。
目を閉じて、じぶんをオフにしていきましょう。
いま読んでいる本を閉じる。
作業をしているパソコンを閉じる。
部屋の扉を閉じて、明かりのスイッチを消す。

日が暮れたころお散歩に出かけて、
夕焼けや月の光を眺めたり、
虫の音に耳を澄ませたりしながら

ゆっくりと歩いて、体を沈静させていきましょう。
夏は、なにが一番楽しかったですか?
楽しかった時間が体に積み重なっていたら、
きっと来年の夏もまた遊びたいと思えるでしょう。
いまは静かに、クールダウンの時間です。

夏が終わってしゅんとしている体には、
水で潤いを与えていきましょう。
9月から水を飲みはじめると、
血管に弾力がつき、冬に体が元気になっていきます。
冬は心筋梗塞や脳梗塞で倒れる人も少なくありません。
いま水を飲むことで、それを防ぐ効果があります。
十月半ばごろからは排泄が変わり、

膀胱に水がたまって、
一回でまとまった量の排泄ができるようになります。
それは体の内側から保水力がついたサインで、
血管にも弾力がつきはじめます。
充分に保水できると、体温が上がります。
赤ちゃんやこどもの体は水で満たされているので、
体に張りがあって体温も高いです。
このころから空気が乾き、体も乾燥してくるので、
水を飲んで、体を内側から潤わせていきましょう。

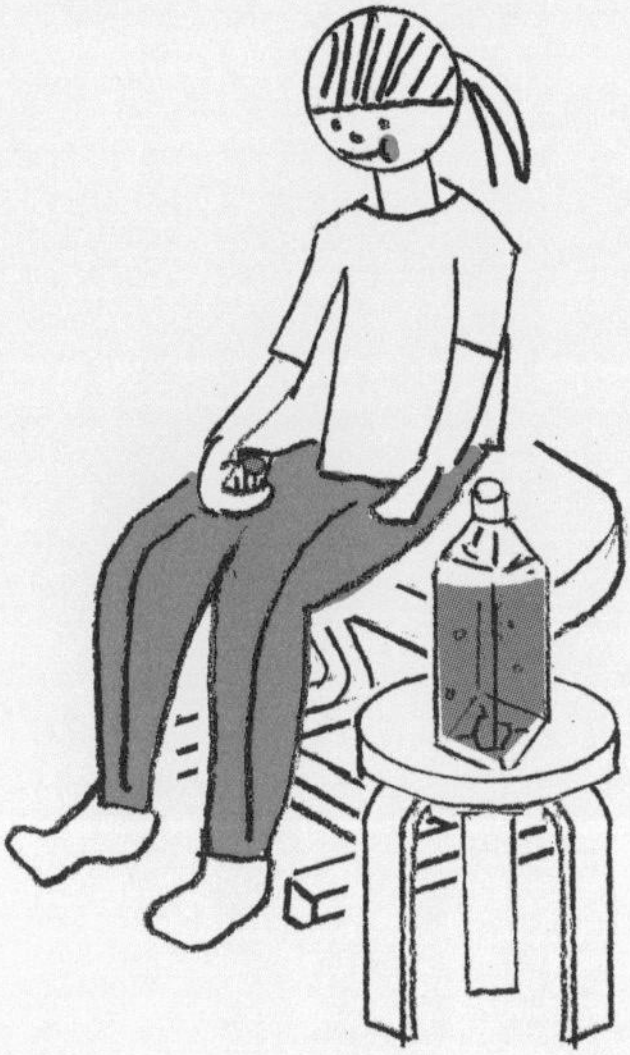

水を飲む体操

血管に弾力をつける

おちょこやペットボトルのふたに一口分の水を入れる。口のなかに水を含み、唾液と一緒に混ぜて、吐き出すことで、水が吸収しやすくなる。その後、一口分の水をちびちび飲んでいく。

point

- 少しずつ水を飲むことで血管や神経に染み渡り、内臓にも負担がかからない。
- 血管に弾力がついてくる。

クールダウンする体操

体の熱を逃がす

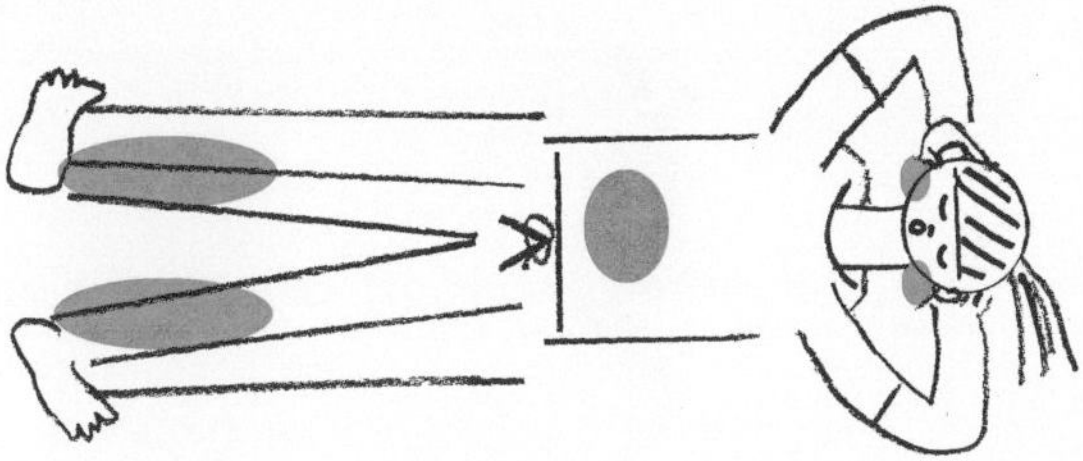

ふくらはぎを下から揉む。頭の後ろで手を組んで寝っ転がる。1分程度深呼吸。

point

- 夏の暑さが抜けてリラックスしてくる。
- 目がぴくぴくしたり、眼球が引っ込んだりしたら頭の疲労が抜けている。

9月10日

ひく

一歩引いて距離を置く

目いっぱい遊んだ体は
空っぽになって、感受性が高まり、
さまざまな音や香りに気づきやすくなります。
暑さがすこしずつやわらいで、
外から金木犀の香りがふわりと漂い、
コオロギや鈴虫の音が聞こえはじめるころ、
秋のなかに、身をゆだねていきませんか？
ただ外を歩いているだけで、
植物の香り、虫の音、月明かりなどの自然が
私たちの体をしずかにゆるめてくれます。

この時期はワーッとはしゃぐよりも、
季節と同じペースでゆっくりと過ごすほうが
体にとっては楽で無理な力をつかわずに済み、
同時に金木犀の香りなどに反応できるような
体の感受性にも気づくことができます。
じぶんの力で頑張る必要はなくて、
季節に身を任せるだけで充分です。

もしやりすぎていることや
頑張りすぎていることがあったら、
そこから距離を置いてみてもいいかもしれません。
足し算ではなく、引き算で動くことを意識して、
じぶん自身のことも一歩引いてみてみましょう。

力を入れてじぶんを変えようと思ったり、
あの人を変えたいと思ったりするのは、
体の面から見ると不自然なことです。
季節に身を任せてしまうほうが、
じぶんの力をつかわなくても体が変わっていけます。
ずっと職場にいたり、家のなかにいたりすると、
外の季節感に気づくことができません。
まずは外に出て、全身でこの季節を感じてみましょう。

ぬけがら体操

夏の体から秋の体に

お風呂に入るときは、靴下、下着と、下半身に関係するものから脱ぐ。家にある不要な靴下やパンツ、ズボン、靴などを捨てる。夏の下着も捨てて秋に新しいものを買う。

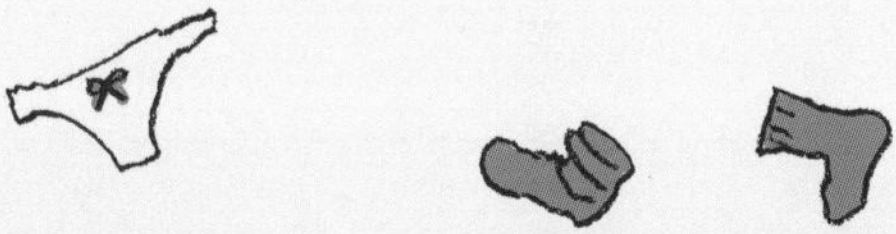

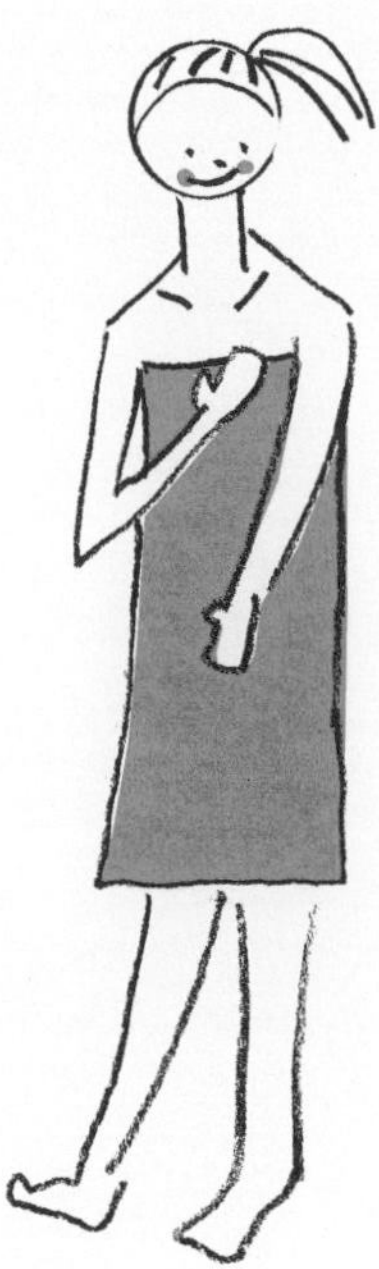

point

- 下半身は自立と関係している。
- 下半身に身につけるものをじぶんで片付けることで夏から秋への体に切り替える。

9月20日

とる

じぶんの手で収穫していく

空っぽになった体には〝収穫〟がやってきます。
「楽しいな」「美味しいな」「きれいだな」など、
充実感を得られることが〝収穫〟です。
秋の体は感覚器が敏感になり、
触れるもの、見るもの、
聞くものなどで心を動かされやすく、
体も空っぽになっているので、
それらをじぶんのなかに取りこみやすくなります。
この時期にいろいろなものに触れるのと同時に、
じぶんの手でも〝収穫〟していきましょう。

人になにかをしてもらうのではなく、
じぶんの手でいろいろなものをとっていく体操です。
赤く燃える紅葉を写真に「撮る」。
育てていたお芋を「採る」。
免許や資格を「取る」。
休みを取って思い切りリフレッシュする。
この時期に充実することで半年後の体が安定します。
やりたいことをぜひやってみてください。

頭ではいろいろと思い浮かぶのに、
実際には動けないこともあると思います。
そういうときは思いついたことを紙に書いたり、
人に伝えて共有したりするだけでも前進します。

実際にやってみると結果が出て、
そこからまた課題やつぎの目標が見えます。
動いて、結果を見て、また動いていく。
その積み重ねで体は成長していきます。

夏が終わるころ、こどもたちは成長します。
夏に目一杯遊んで、成長し、大人になることが、
こどもにとっての〝収穫〟です。
そして大人も成長しています。
夏に遊んだ体は〝脱皮〟して成長し、
つぎの季節を迎える体が整うのです。

安らぐ体操

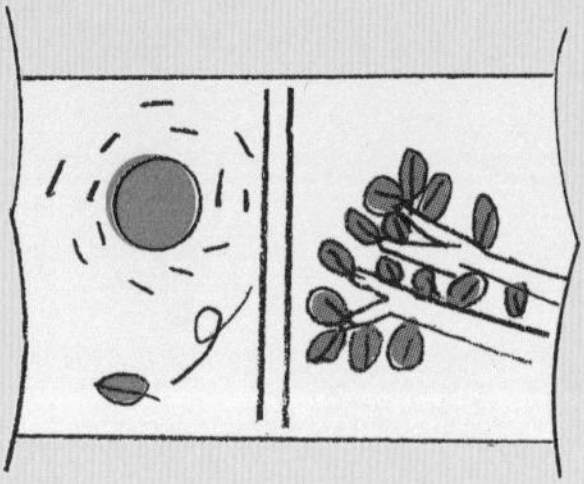

充実した体を感じる

足を腰幅にひらき内股にする。重心を下に向けて、膝をゆっくり内側に曲げていく。ふくらはぎと太ももが張るところで10秒キープ。その後時間をかけて元の状態に戻る。鼻で息を吸い、口から息を吐く。

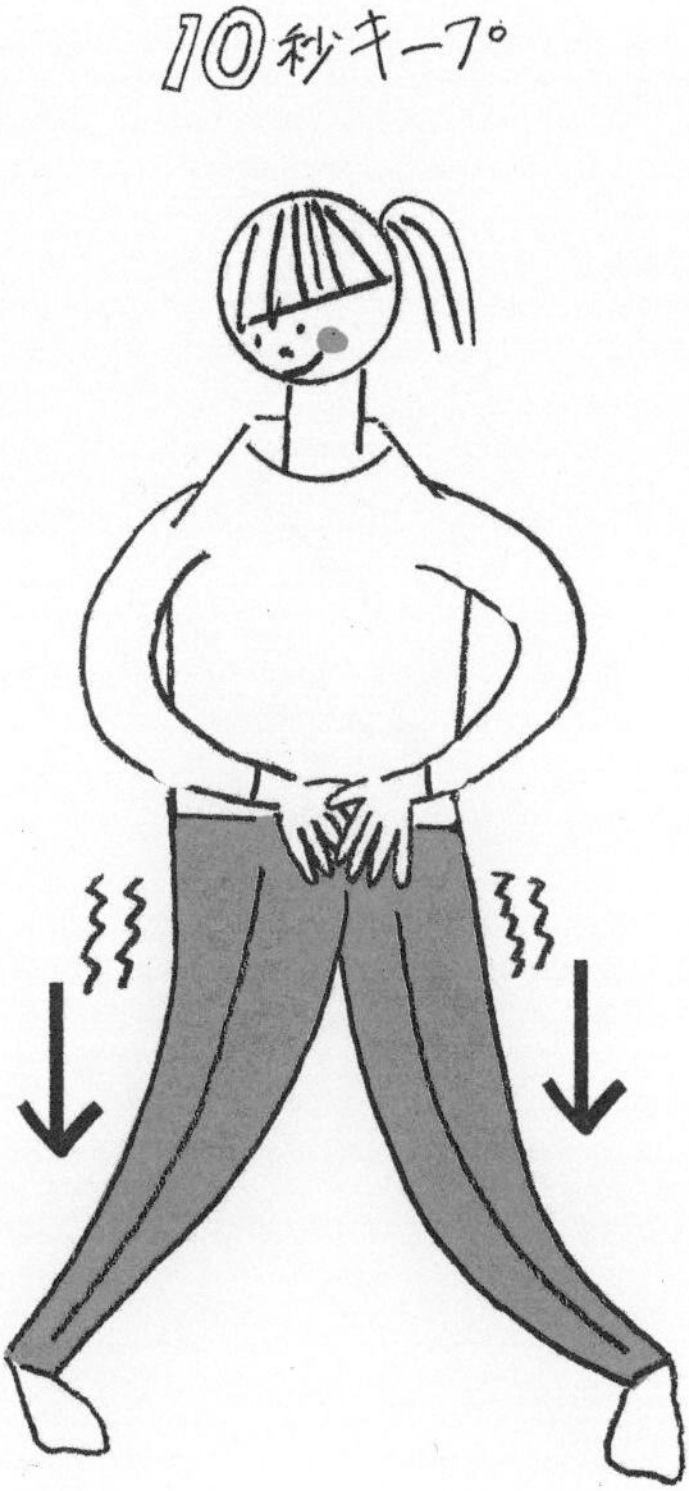

point

- 骨盤がしまった後にゆるんで、体が安らぐ。
- 眠たくなった場合は寝ること。

10月1日

つなぐ

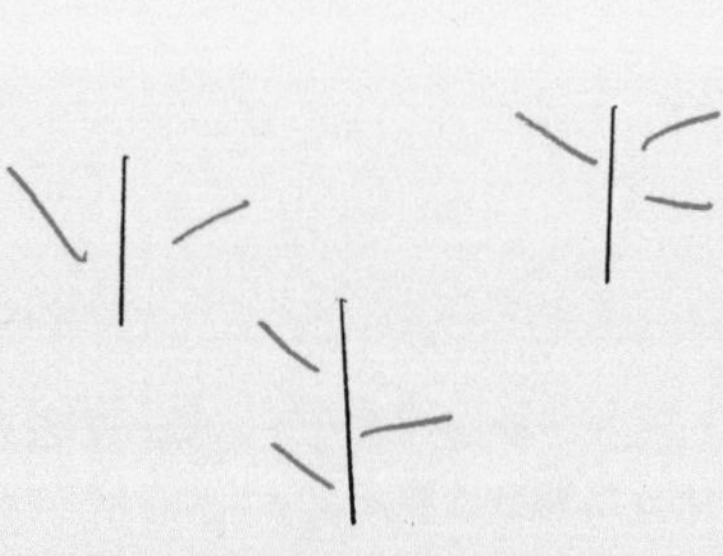

人に満足をつなぐ

美味しいご飯を食べたら、
「ふぅ、満足したなぁ」という気持ちになります。
もしそれがお店のご飯だったら、
「あの人にも教えたいな」
「あの人とも一緒に食べたいな」など、
人と共有したくなるかもしれません。
それは、じぶんの満足感からうまれる気持ちです。
体に充実感があると、
人になにかを与えたくなる働きが自然に出てきます。
好きなお店のお菓子を人にあげたり、

元気にしているかな？と人に電話をかけてみたり、
作ったご飯を人にふるまったり。
いっぽう充実感がないと、人に「もっと」と
なにかを求める欲求がつよく出てきてしまいます。
じぶんを充実させて、人にも分け与えていきませんか？

十月は秋祭りや収穫祭があったり、
社員旅行や修学旅行、運動会があったりなど、
みんなで一緒になにかをする連帯の動きが出てきます。
神と人をつなぐお祭り。
人と人をつなぐ社員旅行。
走者にバトンをつなぐ運動会。
みんなでなにかを「つなぐ」ことで、

満足感や達成感を共有する時期です。
この時期は、ひとりだけの活動ではなく、
「会いたい人」と一緒に動いてみましょう。
十月は行楽シーズンです。
紅葉を見に行ったり、山に登ったりして、
きれいな景色や美味しいご飯を
友人や家族と一緒に楽しんで共有し、
「楽しかったなぁ」という気持ちを
ギフトにしてぜひ人につないでみてください。
誰かにお土産を買うことも、満足の共有のひとつです。

断る練習体操

会いたい人に会うために

テレビややかんなどに向かって「できません！」「無理です！」と、お腹からはっきり声に出して言い切る。

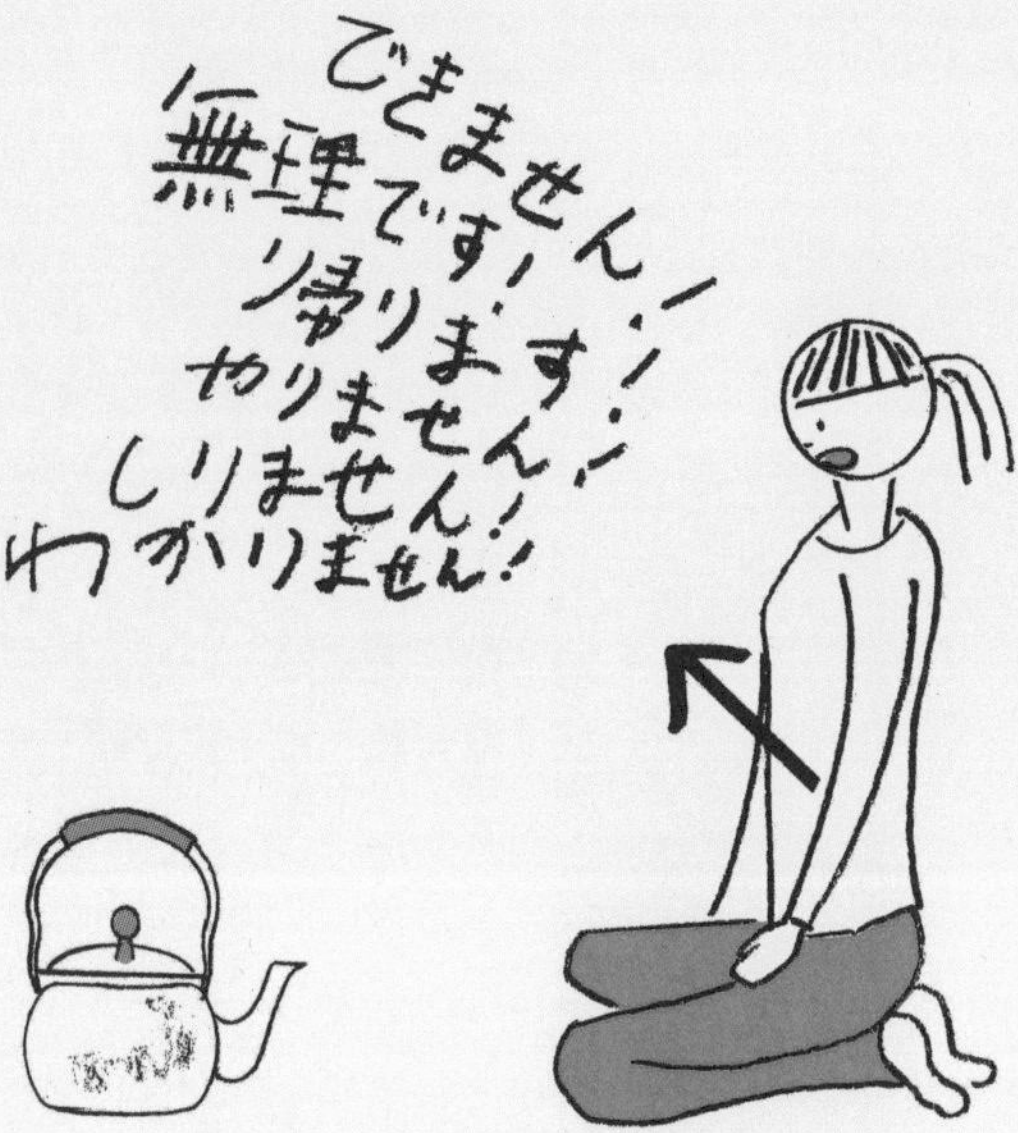
できません！
無理です！
帰ります！
やりません！
しりません！
わかりません！

point
- お腹から声を出して、下半身に力を入れることで、反射的に断れる体が作られる。

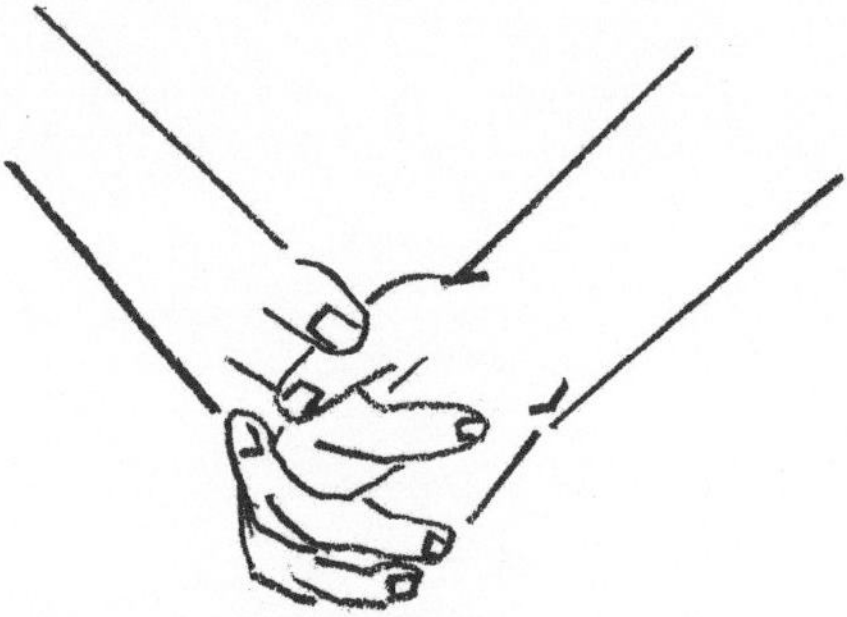

安心する体操

お祈りのポーズ

じぶんの両手をつなぐ。指と指の間をつなぐ感覚で、じぶんをしっかり受けとめてあげるイメージを持つ。

point

- 緊張や不安があるとき、電車の人込みなどで両手をつなぐと落ち着いてくる 。

10月10日

とまる

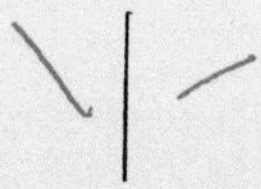

立ち止まって予定を見直す

じぶんだけの時間を作っていますか？
もし作れていない場合は、
じぶんの時間を見直すために
一度立ち止まって、一呼吸置いていきましょう。
仕事や家事や勉強など、
日々こなすことがたくさんあります。
そのなかでも、ほっと一息つける、
じぶんだけの時間を持てると、
気持ちに余裕がうまれます。
余裕がないと、慌ててしまったり、

焦ったりして、体がつかれてしまいます。
体が休めていないと、
思わぬところで転んだり、
倒れてしまったりすることがありますが、
それは体がおやすみを求めているサインです。
わたしは慣れない徹夜をした翌日に、
思いっきり転んでケガをしてしまい、
そこから休息の時間をとりました。

予定を詰め込みすぎていませんか？
無理をしていませんか？
一度立ち止まって、
スケジュールを見直してみたり、

体の状態を確認したりして、
過ごし方を調整していきましょう。
この時期に余裕を持てると、
十一月にはよく眠ることができます。

一呼吸つくために旅行へ出かけてみるのもいいですね。
なるべく旅行先にひとりで「泊まる」。
じぶんだけの時間として過ごしましょう。
やすむために行くつもりで、
なにもしない、予定を入れない。
ときにはそれぐらいゆっくりと過ごすことで、
体が充足し、気持ちに余裕がうまれるはずです。

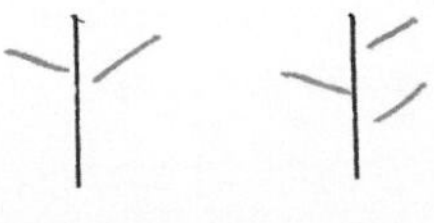

振り返り体操

ぼんやり過ごす

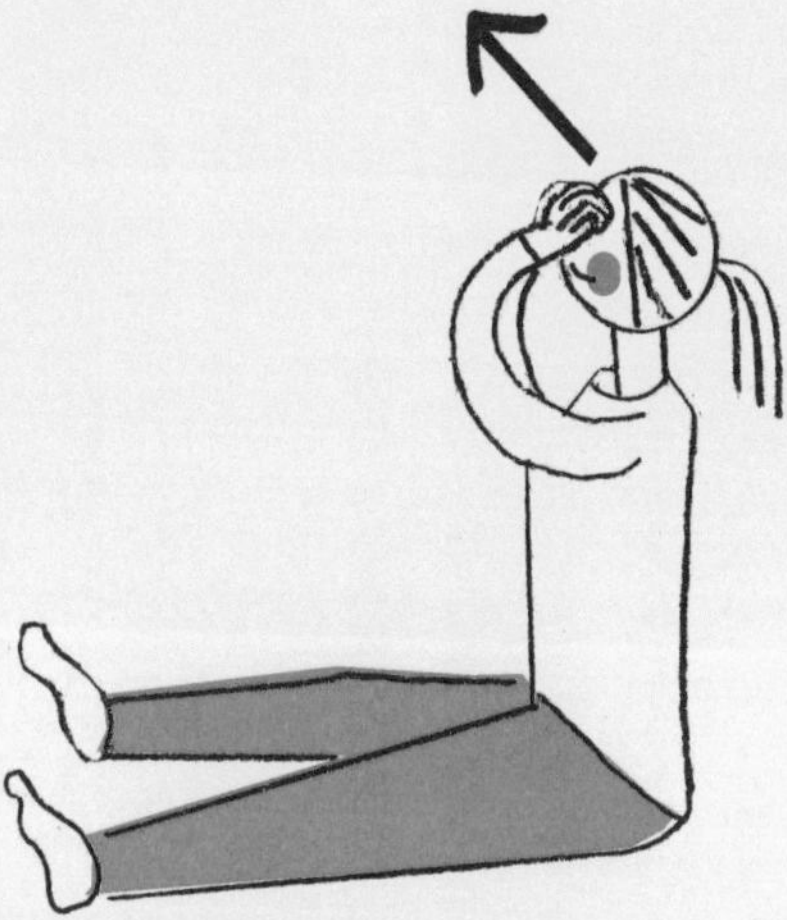

足を投げ出して、手をカップの形に丸めて目を覆い、目をとじる。空を見上げるように顔を上げる。

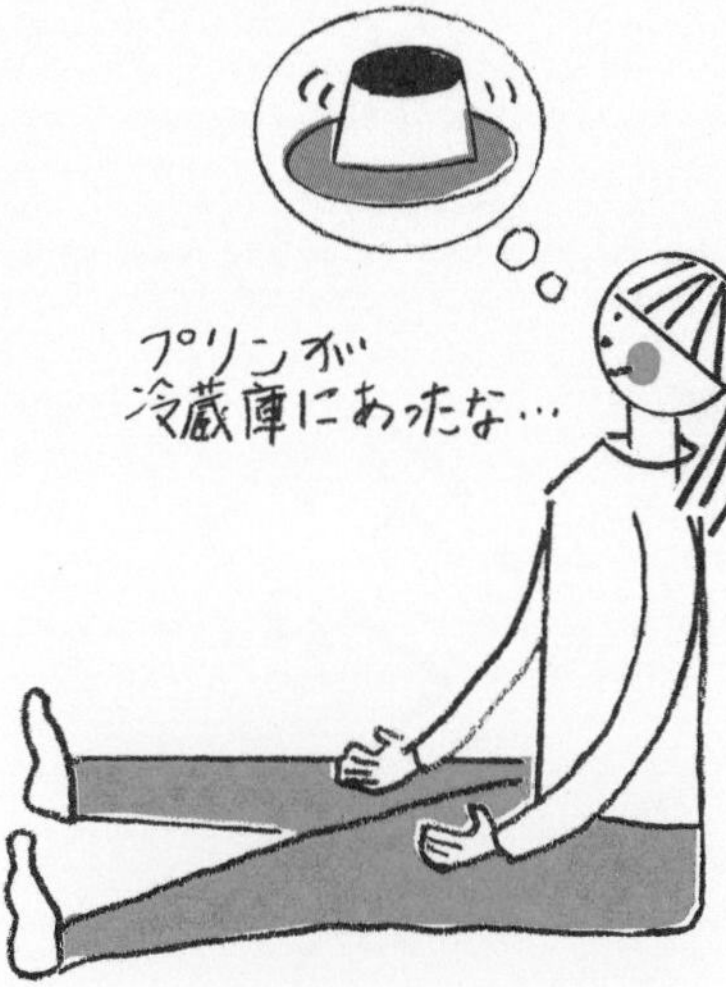

30秒経ったらゆっくりと手を離し、目をあける。

point

- 神経や目をやすめる。
- 「そういえば」とささいな出来事を振り返ったり、なにかが思い浮かんだりする。

10月20日

めぐる

好きなものを集めに出かける

体のおやすみができたら〝気〟が軽くなっていきます。
「あそこに行ってみようかな」など、
徐々に行動する力や欲求が出てくるころです。
気軽にイベントへ行ってみたり、
人のお誘いに乗ってみたりして、
さまざまな場所を巡ってみましょう。
冬眠前の動物たちが
食べものを集めて蓄えるように、
この時期は私たち人間にもなにかを
集めたくなる動きが出てきます。

ブックフェアや骨董市、
フリーマーケット、スタンプラリーなど、
ひとつの場所にいろいろな人やものが
集まる催しが増える時期なので、
そういった場所に出かけて各ブースをぐるぐる巡り、
好きなものを集めてみましょう。
「気軽」さが大事なので、
頑張って準備をしなくても
ふらりと出かけられる場所へと、
じぶんの足をつかって出かけて、
歩いてなにかを集めていく体操です。

足をつかってよく歩いた後は、
お風呂に入って体を温めましょう。
入浴後は体をよく拭かないと冷えてしまいます。
拭き残しが多いのは、
背中や耳の後ろ、指の間、髪の毛です。
首の後ろ側に拭き残しがあると、
眉間の辺りが険しくなって
表情が硬くなってしまうので、
すこし意識して、拭いてみてください。
このころから水を飲んだ効果がすこしずつあらわれて、
血管に張りが出て、体の保水力がついていきます。
引き続きすこしずつ水を飲んでいきましょう。

循環体操

蒸しタオルでゆるむ

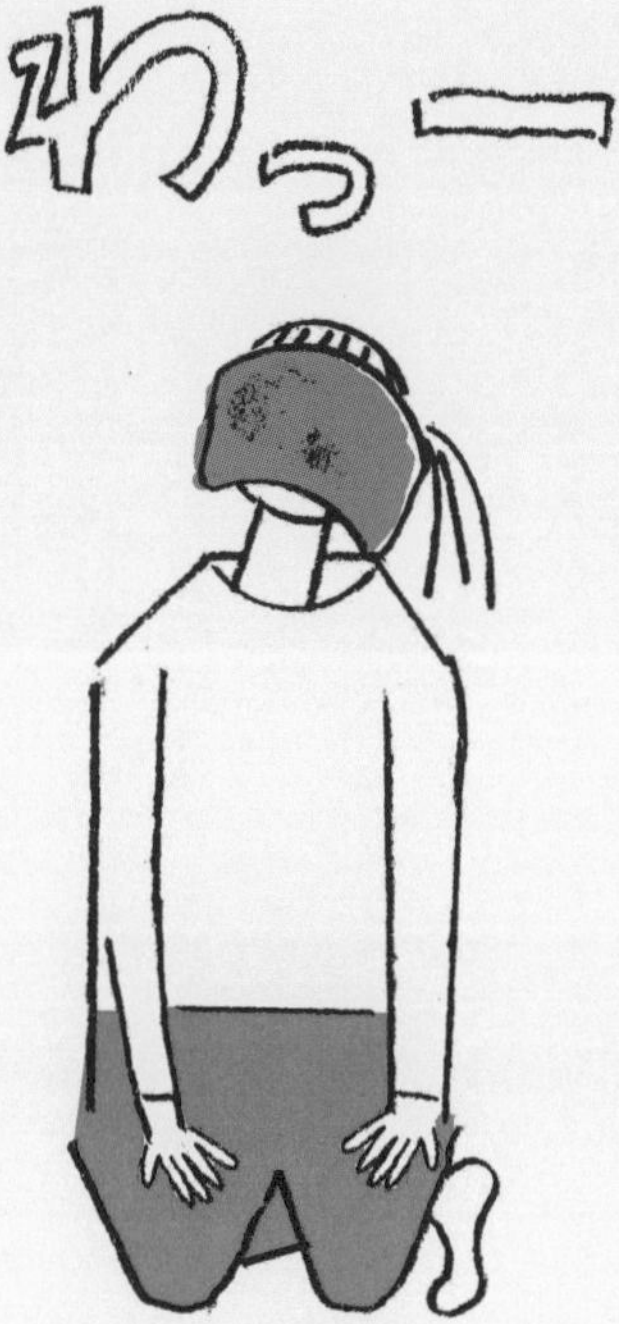

蒸しタオルを顔に乗せる。
「わぁーっ」と声を出す。

首の後ろにある出っ張っている骨にタオルを乗せて温める。その後乾いたタオルで拭くこと。

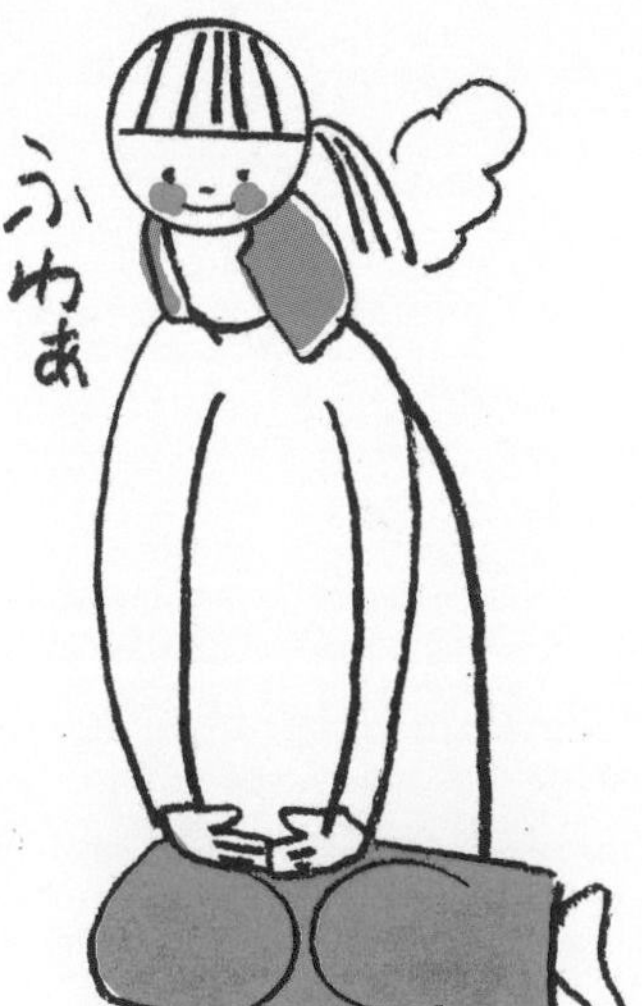

point

- 寒いと顔が強張ってくるため温める。
- 首の骨を温めると気持ちがゆるむ。

11月1日

よむ

本を読んで想像を共有する

『赤毛のアン』をご存じでしょうか。
主人公「アン」は想像力が豊かで話好きの少女です。
目にうつる美しい自然に
心をうたれては名前をつけます。
「並木道」ですら、アンの手にかかれば
「歓喜の白路」に変わるのです。
彼女の境遇は恵まれたものではありませんが、
想像力が「アン」の人生を彩り、救い、豊かにし、
彼女の想像力は人をも動かします。
想像できる体は、自発的で前向きな体です。

想像は人と共有したり、交換したりすることができます。
そこからうまれる仕事や作品もあるかもしれません。
本や映画、絵画などの作品から想像を広げて
言語化し、人と共有してみませんか？
本をとおして景色を思い浮かべてみたり、
登場人物の心情に寄り添ってみたり。
人と一緒に美術館に行ったときは
「あれはなにに見える？」と、
お互いに意見を交わして、言葉にしてみましょう。
読書の秋、芸術の秋、と呼ばれるように、
秋は視覚的な情報が豊富です。
夏に遊び切った体は空っぽになっている分、
感受性が高くなって感覚的なものをとり入れやすいです。

それは体にとっての〝収穫〟。
体験や想像を人と共有すれば世界が広がって、
ひとり以上の〝収穫〟があることでしょう。

想像と妄想は別物です。
想像は人と共有できますが、妄想はひとり分。
もっというと妄想には出口がなく、
不健康になりやすくなって、
その世界から抜け出せなくなることもあります。
妄想が悪いわけではありませんが、
そこが「逃げ場」になってしまないように
気をつけましょう。

ゆらぎ読書体操

特別な時間

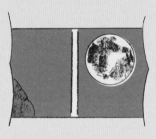

ろうそくの灯りで本を読む。
できれば真っ暗の部屋で火を灯す。
月明かりの下でもよい。

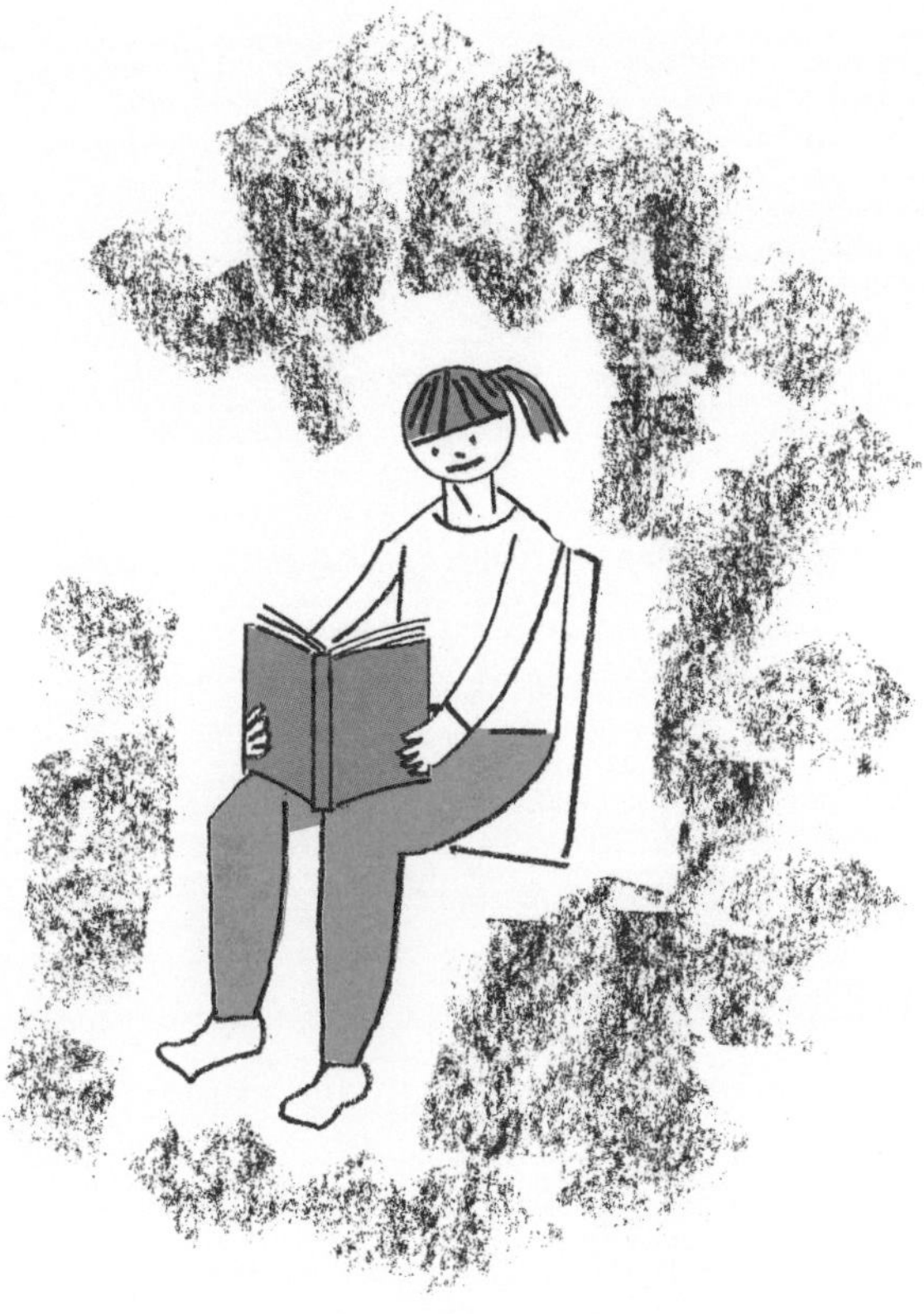

point

- 火や月明かりで神経をゆるめる。
- 感覚が研ぎ澄まされ、想像力がより広がっていく。

11月10日

のせる

じぶんの気分を乗せる

引き続き〝収穫〟の時期です。
「もっと」じぶんを楽しませて、
感覚器を充足させていきましょう。
じぶんの気分を乗せていく体操です。
「もっと」というのは、欲でもあり、
「わざわざやってみる」、「ひと手間加えてみる」、
プラスアルファのことともいえます。
たとえばホットケーキを作るとき、
バニラアイスを乗せてもっと美味しくしてみたり、
好きな歌手がいたら家で曲を聞くだけではなく、

実際にコンサートへ出向いて生の音を聞いてみたり、
コーディネートに帽子やスカーフを加えてみたり。
手間をかけると時間がかかりますが、
その工程が楽しかったり、充足を感じたりします。
じぶんの機嫌をじぶんでとっているので、
ひとりでも楽しいし、嬉しくなるはずです。
「どうしたらもっと楽しくなるかな？」と
あれもこれも試してみて、
喜びが広がっていく感覚を実感してみましょう。
研究や勉強に励んでいる人は、
「もっと」の欲が出てくると探究心や
研究心が貪欲に芽生えてくると思います。
知れば知るほど、深く知りたくなって、

そこから継続したいことも見えてくる。
寒くなると集中力が高まっていくので、
この時期にとことん深めていきましょう。

楽しいこと、嬉しいこと、好きなことは、
人にどんどん話していきましょう。
「わたしはこれが好きなんだ」、
「こんなことが楽しかったんだ」と
人に話すことに遠慮はいりません。
それは押し付けでも、自慢でもないからです。
好きなことをにこにこ笑って話す人を見るだけでも、
聞いているほうの体はふわっとゆるんでいるのです。

気分を乗せる体操①

指湯で頭を刺激

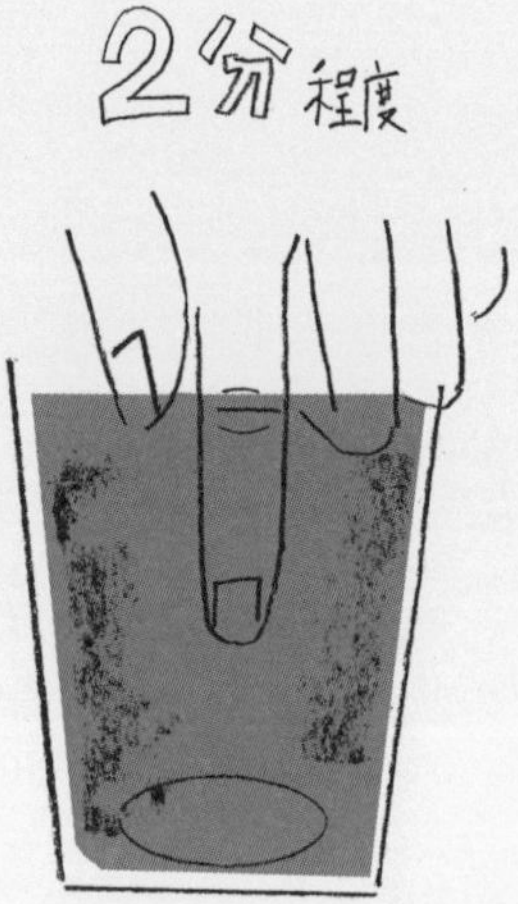

コップにお湯を用意して右の人差し指を第二関節まで入れる。2分程度指を温める。

- 人差し指を温めることで頭が刺激される。
- なにかをしたい感じが出てくる。

気分を乗せる体操②

水で手を保湿

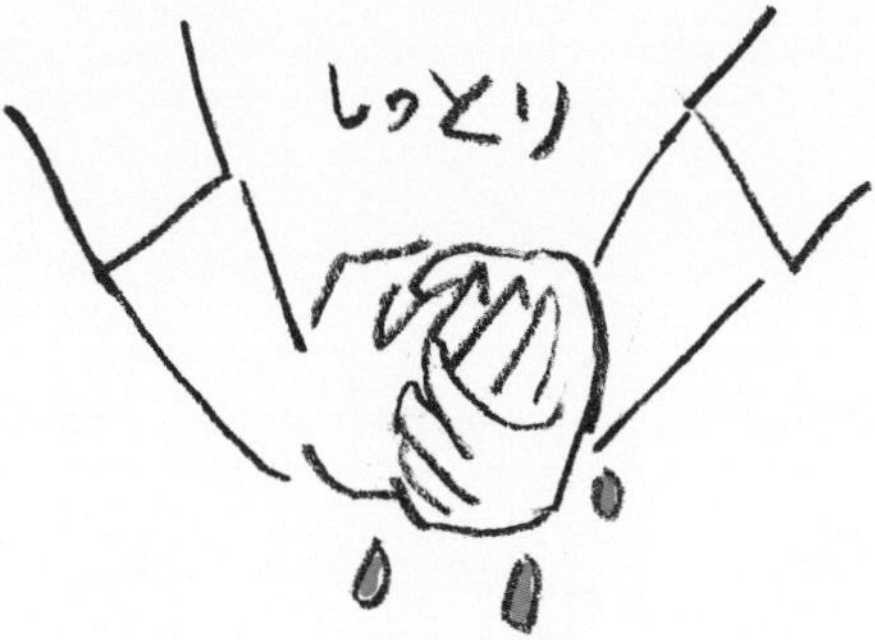

水を手に練りこませていくように、水をつけながら手全体をマッサージする。

- リラックスして気持ちがゆるむ。
- 水を練りこむだけでも充分な保湿になる。

11月20日

くも

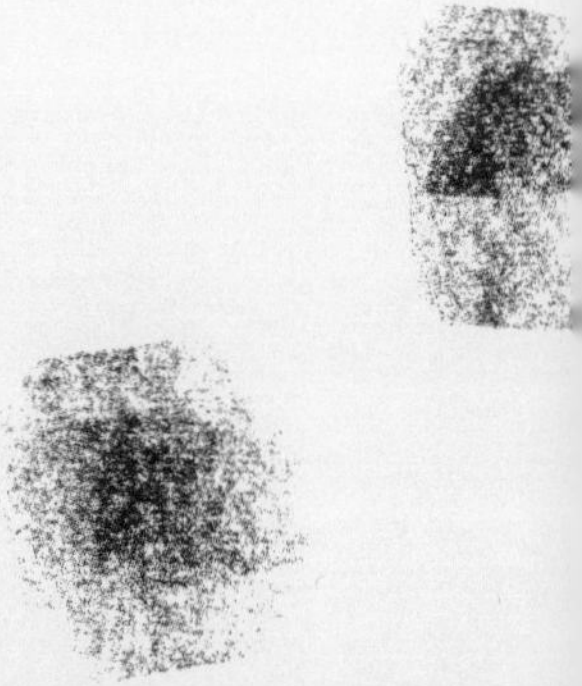

やりたいことに取り組む

「内向」という言葉があります。
関心がじぶんの内面に向かっている状態です。
寒くなると集中力が高まってきて、
体に「内向」の働きがつよく出てきます。
この時期は、風が出てきたり雨が降ってきたりと
天候の変化が多く、それに伴って
ある日とつぜん気持ちが変わったり、
ほかにやりたいことが見つかったりと、
突発的な行動をする人も増えます。
内向的で、衝動的にもなりやすい時期には、

じぶんの内面に目を向けながら、
やりたいことに取り組んでみましょう。
ひとりでなにかを考えてみたり、
深めたりしながら、物事に取り組むと、
「重さ」が出てくると思います。
「気が重い」というのではなく、
じぶんの内面に深みが広っていく感覚です。
ことばひとつにも重みが出てくると思います。
考えて、向き合って、取り組んで、
もっと大きな力が必要だと感じたら、
人に声をかけて、ペアやチームを組み、
その物事に取り組んでみましょう。
みんなの集中力が高まっているので、

この時期には誰かと作品を作ったり、
プロジェクトに取り組んだりするのに向いています。

そのとき相手の想いや意見を「汲む」ことを意識して、
じぶんから「話を聞く人」になっていきませんか?

人となにかを取り組む際には、
相手への思いやりや配慮が必要です。
じぶんの内面に深く向き合っていけたら、
人の想いにも、同じように向き合えるでしょう。

取り組みやすい腕体操

疲労が抜ける

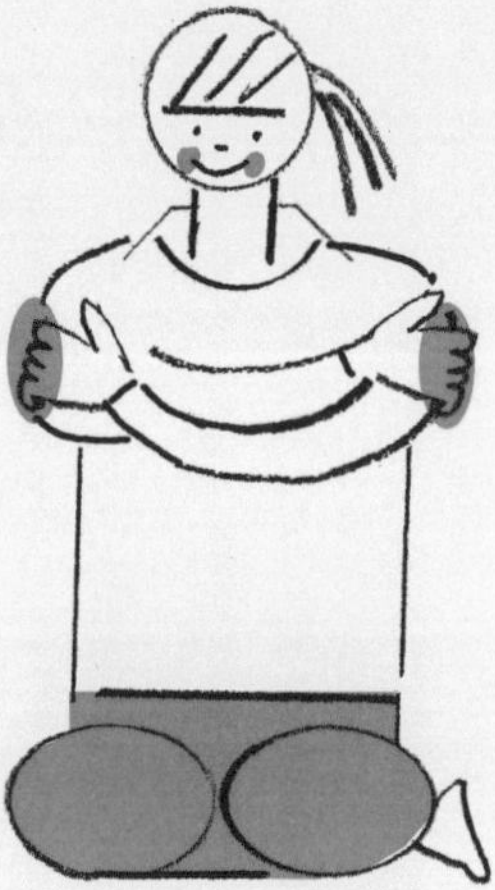

腕を組む。二の腕の凹み（腕を組んだとき中指が触れるあたり）を指でほぐす。

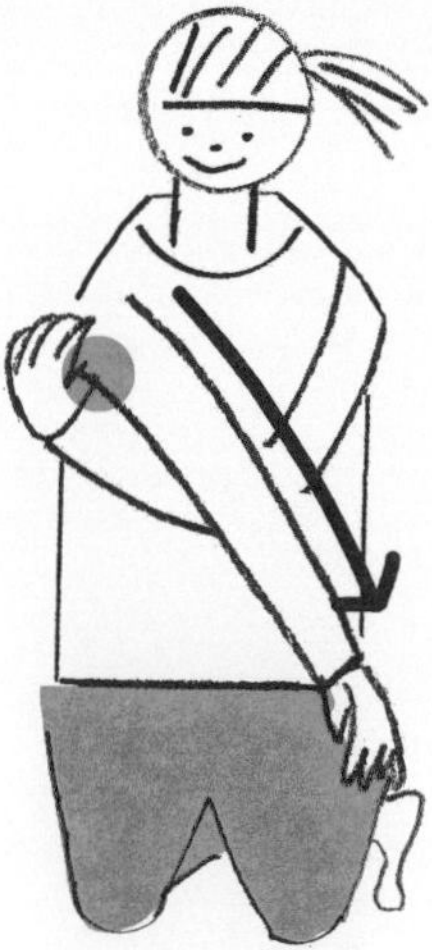

腕をダラーンと下げて、脇のコリコリした部分を痛いぐらいほぐす。

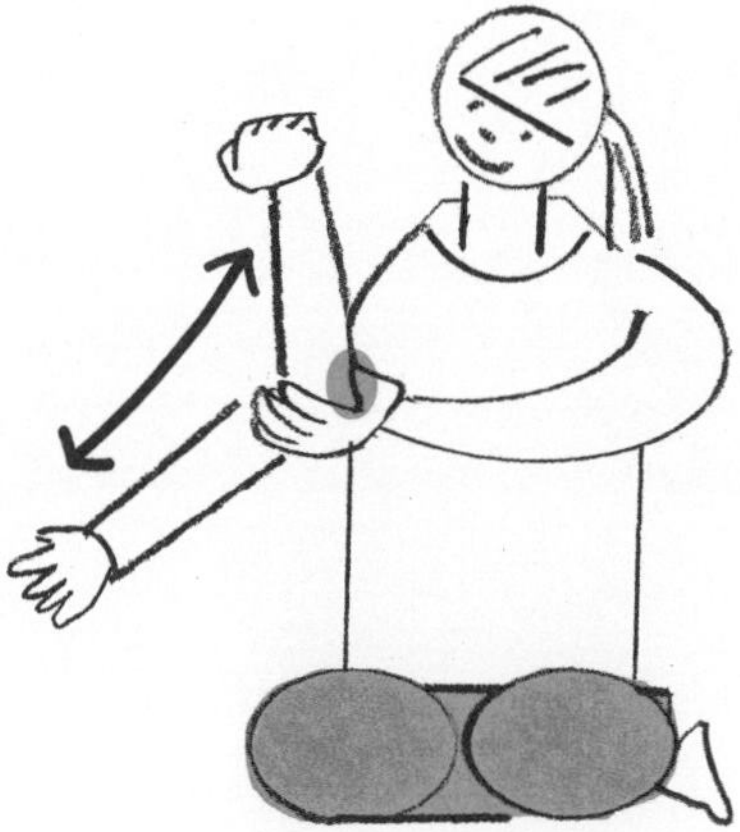

ひじの内側を押さえてグーパーしながら曲げて伸ばす。最後にひじをさする。左右で行う。

point

- 手の疲労・内臓の疲労・女性の場合は胸の疲労が抜けてくる。
- 心臓に近い左腕をほぐすと緊張がゆるむ。

12月1日

すわる

つよい意志をもって座る

十二月に入ると、全体的にスピード感が出てきます。
慌てている人や焦っている人も増えてきます。
風邪を引く人も出てくるころですが、
それはやすんでね、という体のサイン。
年末が近づいて、仕事や家事など
いろいろ大変なことがたくさんあると思いますが、
そんなときこそ一息ついていきましょう。
「不動」という言葉があります。
じぶんで「ここからは動かない」と決めて、
動かない、動かされないことです。

それぐらいのつよい気持ちを持つことは
わたしはここから動きませんよ、という意志表示です。
それによって体が守られることがあります。
この時期は、車の衝突事故や落下物の事故などが多く、
危険度がやや高いので、慌てないためにも、
ほんの数分でも「ここにいるぞ」と
つよい意志を持って、座ってみましょう。
なんとなく座るのではなく、
じぶんで意志を持って座ることで
「不動」の姿勢が作られます。
コタツに入って座ることは、まさに不動です。
一瞬だけ入る人はおそらく少ないでしょう。
温かくて、なかなか出られず、

気づけば長い間コタツのなかにいる……。
でもそれで、体は守られているのです。

職場でひとりの時間がとれないときなどは、
トイレに座って二〜三分ほど
お腹や目に手をあてて息を深く吐いてみましょう。
そうするとその後、慌てずに済みます。
足首が硬い人は転びやすいので、
座るときに足首をもんだりほぐしたりして、
意識的にゆるめておきましょう。
内くるぶしの下にある凹みをぐっと
押すと疲労が抜けて、足首から体がゆるみます。

安心安全体操

体のサインに気づく

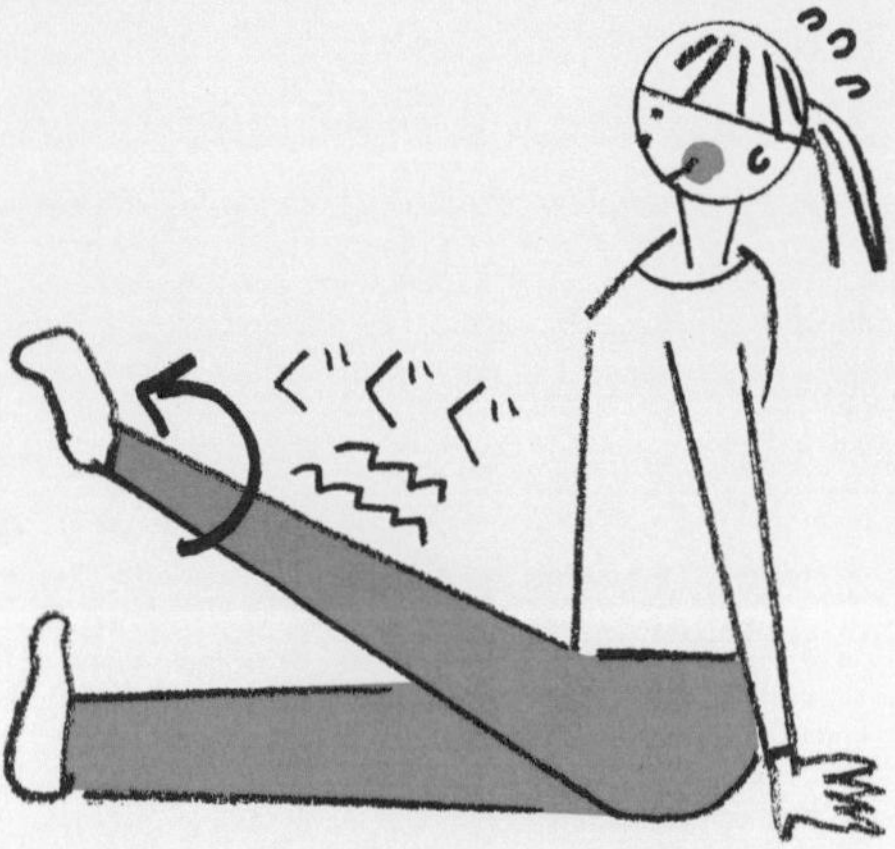

床に足を伸ばして、腰が楽な状態で座る。手首で体を支える。左足の先を内股にして、息を吸いながら左足をお腹の位置まで上げていく。息を吸い切ったら足をおろす。

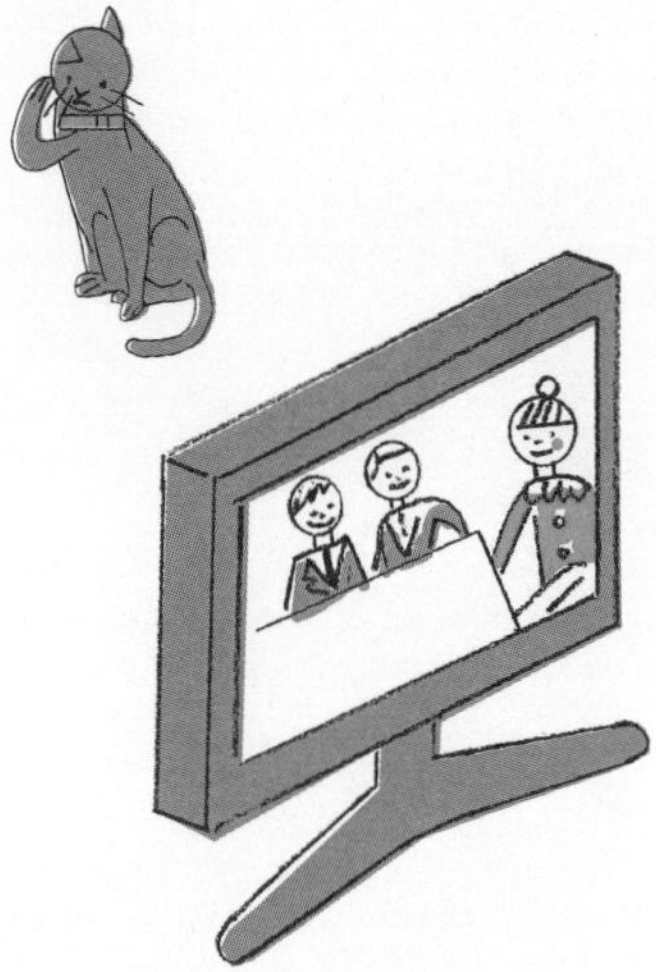

point

● 焦っているときなどに行うことで、じぶんがどこにいるか、なにをしているのかが自覚しやすくなる。

12月10日

たつ

自立した体で予定を立てる

年末が近づいてますます忙しくなり、
出費も重なっていくころだと思います。
でもここをなんとか乗り越えて
無事に来年を迎えるために
「やるぞ！」とじぶんを鼓舞していきましょう。
ここでの「立つ」は、自立を指します。
「わたしがわたしのために働く」
「わたしならできる」
ほかでもなくじぶん自身に宣言して励ましていくことで、
自立できる体が作られていきます。

寒さで体がぎゅっと引き締まる時期は、
意志や意識のつよさもはっきりしてくるので、
あとは体を動かして、実行していくだけです。
考えと行動を一致させていきましょう。
スケジュールありきで動くというよりは、
じぶんでスケジュールを呼び起こしていくイメージです。
たとえば、「旅発つ」と決めることで
そこから予定を立てて、調整をして、
旅発つことができます。
まずはじぶんがどこに行きたいのか、
誰に会いたいのか、
なにがしたいのかをはっきりさせていきましょう。
これらはじぶん自身にしかわからないことで、

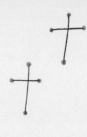

人に聞いてもこたえてくれません。
じぶんのことがわかっていれば、
具体的にいろいろなことが見えて、
大事なことに時間を割くことができます。
忙しいときに断る。
会いたい人に会いに行く。
仕事を早めに終わらせてやすむ。
「あれがやりたい」と思うのではなく
「あれをやる」と決めることで理想が現実になります。
必要なこと、不必要なことを見定めて
先の見通しを立てていきましょう。

自立体操

1日の終わりに

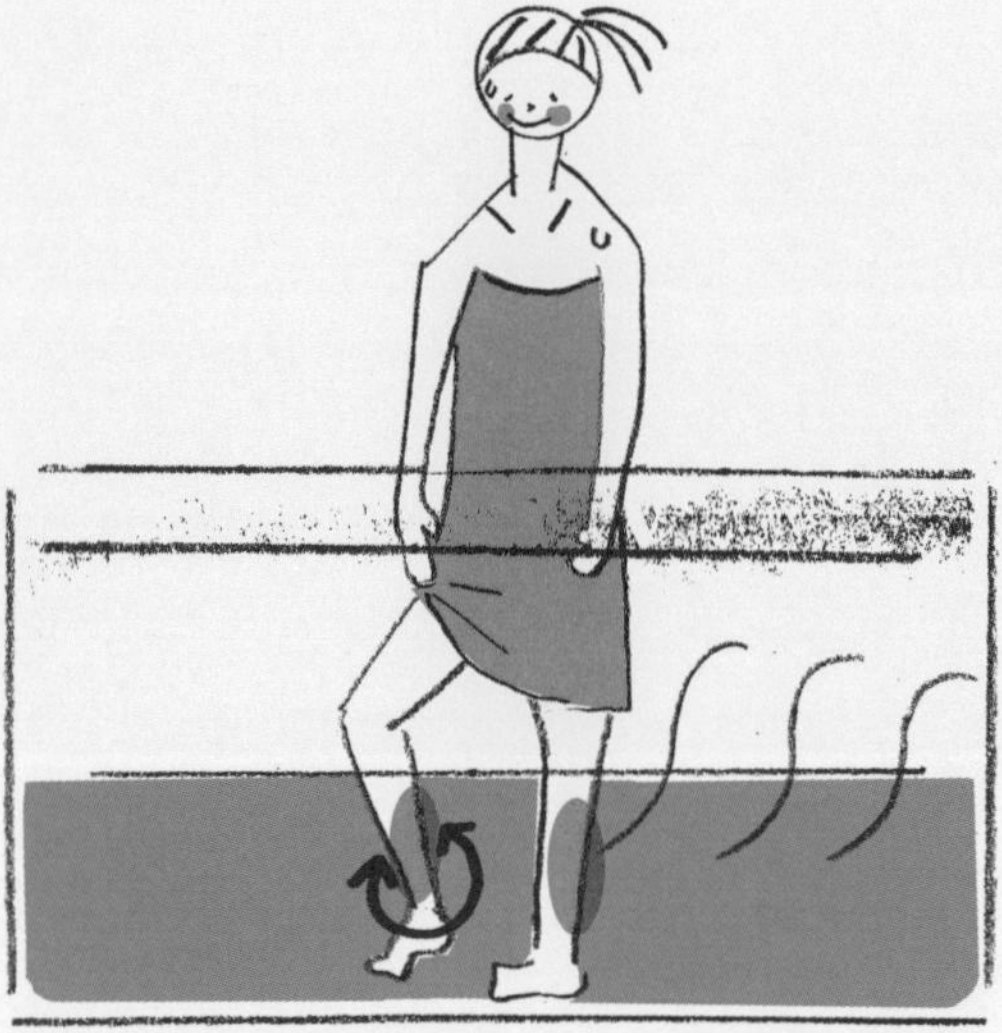

湯船に立つ。膝下までお湯に浸かり、足首を外回り、内回りでゆっくり3分程度動かす。追い焚きしたり、熱いお湯を足して混ぜながら43度ぐらいに熱くできるとよい。

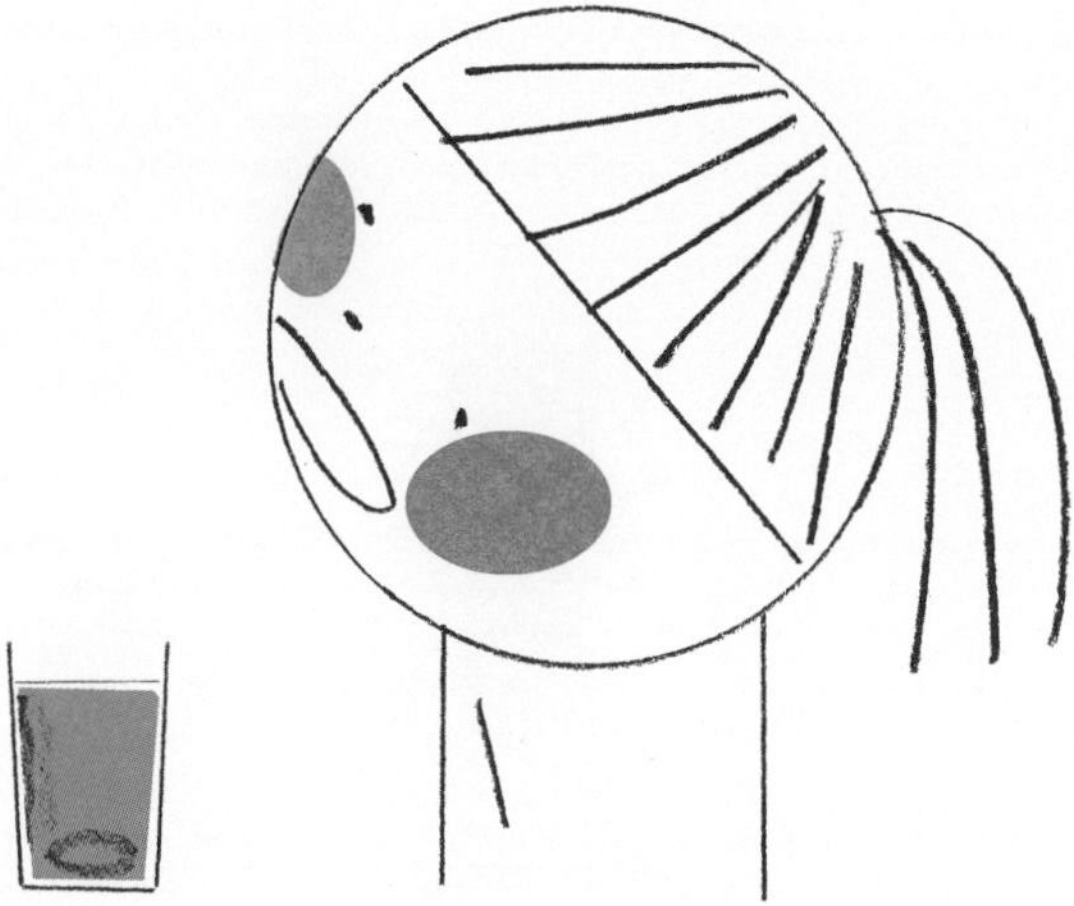

風呂から上がったら、
冷たい水をゆっくり
と飲む。

point

- 足首を動かすことで体の疲労が抜ける。
- じぶんの時間を大事にする自覚を持つ。

12月20日

ねる

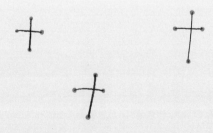

寝ることは究極のぽかん体操

クリスマスや忘年会などの行事は、
翌年に向けた体の切り替えになります。
たとえひとりで過ごしても、
じぶんにプレゼントを贈ってクリスマスを体感しましょう。
忘年会は「今年もよく頑張ったね」と、
みんなでわっと盛り上がって
この一年を忘れるための大切な行事です。
ひとつひとつ行事を実行して、終わらせていくことで、
「一年を過ごせたんだ」と自覚できます。
「ここまでやってこれたなぁ」と思えたら、

翌年に向けた新しい体を作るために、
今年一年のことをすべて忘れるつもりで、
体を軽く、空っぽにしていきましょう。
最後は「寝る」体操です。
寝ているときは意識がほとんど働かず、
でも生きていて健康な状態で、
睡眠は体にとって一番の休息になります。
寝ることは究極のぽかん体操なのです。

ここで、深く眠れるための呼吸をしてみましょう。
胸の間に両手を置いて目をとじる。
「はぁ――」と深く息を吐いて胸をへこませる。
これが「呼」の姿勢です。

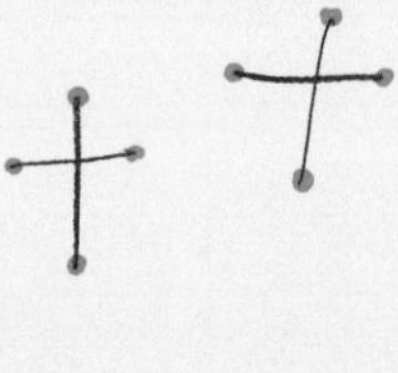

息をゆっくりすべて吐き切ると、
つぎの息を吸い込む「吸」の姿勢までに「間」があります。
体でいうと「間」の時間は
空っぽで、〝死んでいる〟状態です。
その後に息をたくさん吸うことで、
深く眠ることのできる体が作られます。

一番よく眠れる場所はどこでしょうか？
そこでぐっすりと眠って、まっさらな体で
みなさんが新しい年を迎えられますように。

寝床体操

よく眠れる場所を探す

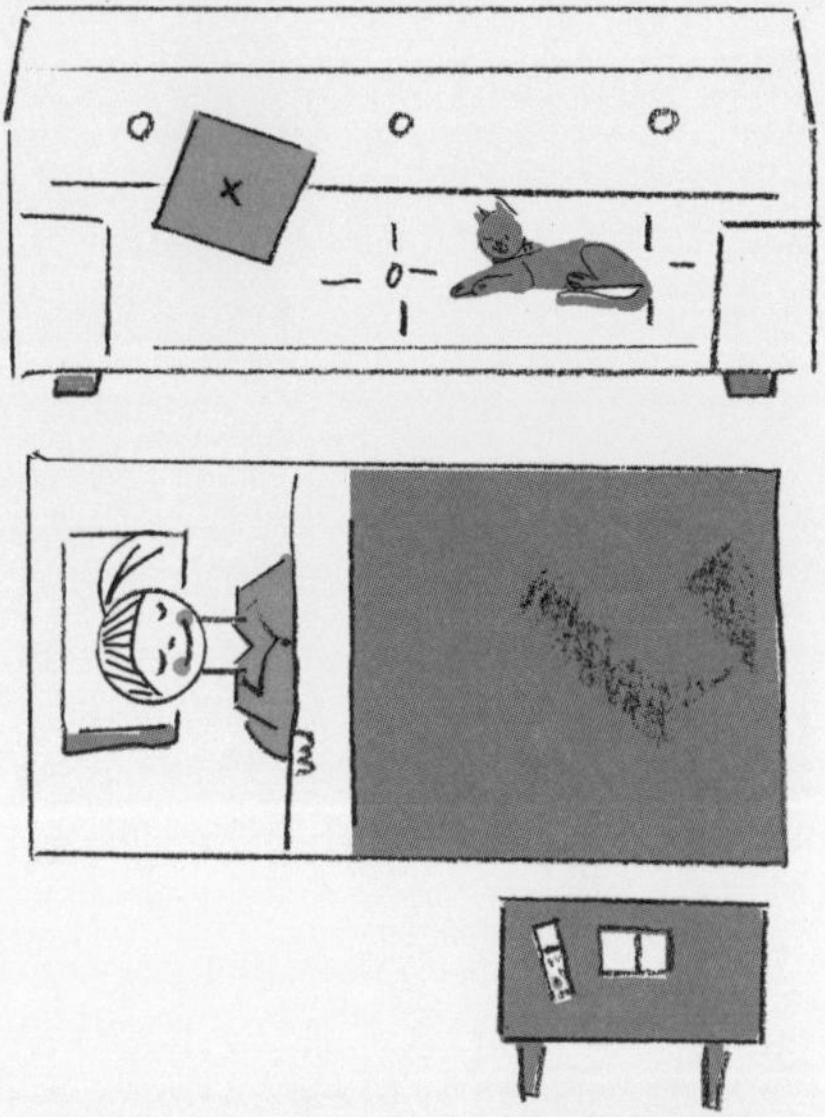

寝たい場所に布団を敷いて寝る。窓側や電気機器のある場所は避ける。ベッドを動かしてみたり、寝床の部屋を変えてみたりするのもよい。

point

- 寝床を変えて、深く眠れるか（心地いい）、浅い眠りか（不快）を確認する。
- 体調不良のときには、布団の位置を変えると楽になる。

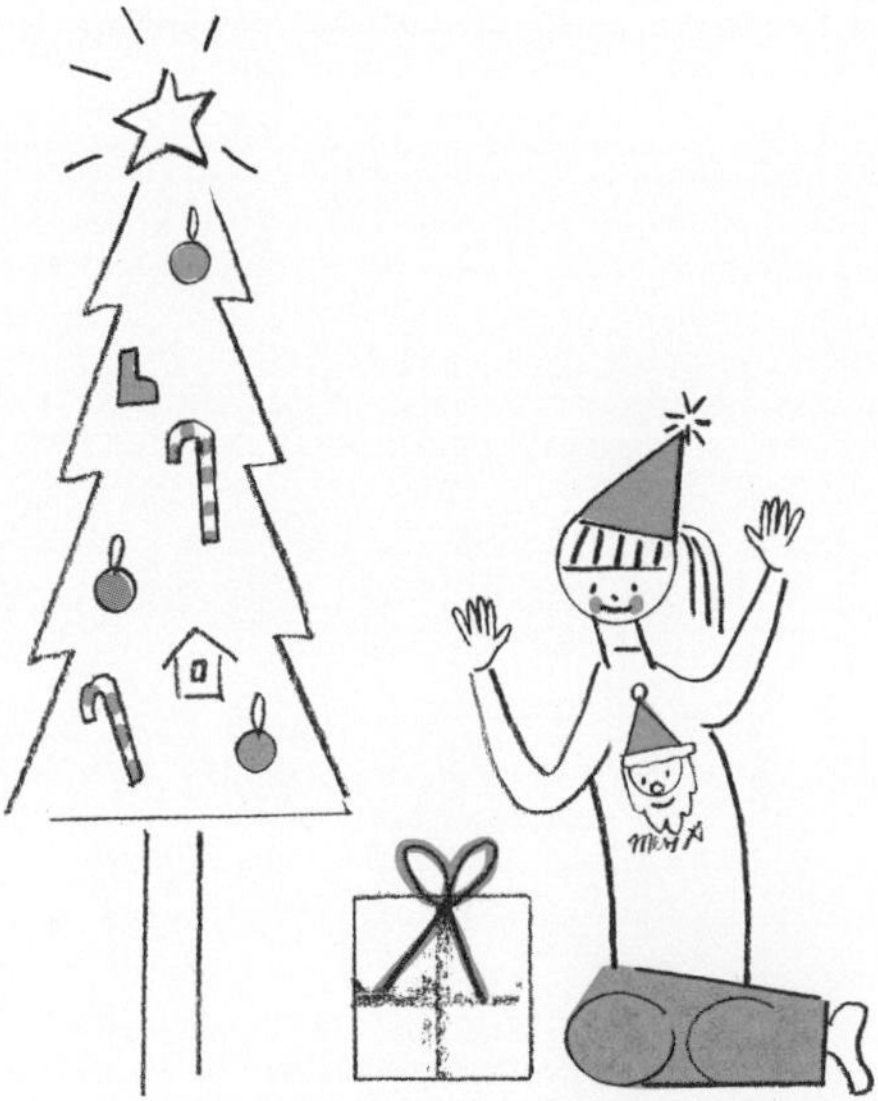

ワクワクする体操

じぶんにプレゼントを贈る

クリスマスまでにほしいものを書き出して、靴下の中に入れておく。クリスマスにじぶんでプレゼントを用意し、受け取る。

point

- 「プレゼントをもらえるんだ」と体に実感を持たせる。じぶんを喜ばせる。
- クリスマスをやり切ることで、つぎの行事を迎えられる。

おわりに

わたしは三十歳のときに体を壊して、整体に出会いました。わたしが不調から回復し、元気になった整体体操のしくみは、百年前の日本人の体の動作を基礎に完成され、受け継がれたものです。そのため一般的な体操とは違っています。この動作をもとに、ふだんの人間の動作観察を深めて、動詞の体操を考案しました。

整体に出会うまでは生きている実感が持てませんでしたが、当時の整体指導者に、「体の感じる方向のまま、感覚的なことを優先していきなさい」と教わってから、体が「どう感じるか」で動いていった結果、考えすぎて複雑だったものがシンプルになり、どんどん楽になっていきました。じぶんの体がいま「心地いいか」、「不快か」を基準に、いろいろなことを選択し、判断できるようになったからです。体が心地いい、と思うことを選んでいくこと、続けていくことが、わたしにとって生きることにつながっていきました。頭で考えて出す答えよりも、体の感覚のほうが素直で正直だったのです。

体を動かすことではじめて「心地いいか」、「不快か」の結果を体感できます。たとえばストレッチをするときも、体を曲げたり、伸ばしたりして、どこが気持ちいいのかがわかります。痛いと感じるのも、体を動かしてわかることです。なにが気持ちよくて、なにが不快なのか。つねに体に問いかけて、動くことで、体が前向きになって心が丈夫になりました。心地よければ続ける。不快ならやめる。全部それぐらいシンプルに選んでいいと思います。

生きることは、心地いいことです。

みなさんにも、すっきり軽くなったじぶんと仲良くなっていただけたら嬉しいです。

川﨑智子

川崎智子（かわさき・ともこ）
1970年5月5日宮崎県生まれ。2歳より絵を描き始めて、20代を画家として過ごす。33歳で「野口整体」に出会う。自己観察と活元運動によって不調が回復し、元気になる。35歳で気を独学後、整体指導者として整体活動を開始する。現在「と整体」を主宰し、主に高尾で整体指導を行っている。パートナーと茶トラ猫との3人家族。主な著書に『整体対話読本 ある』（共著）、『整体対話読本 お金の話』（共著）、『整体対話読本 こどもと整体』（共著）（すべて土曜社より刊行）、ほか『私の自己観察手帖』（と整体）など。

ワタナベケンイチ
1976年2月18日生まれ。イラストレーター、アーティスト。右利き。1996年より立花文穂に師事。1999年西瓜糖にて初個展。2000年HBファイルコンペ藤枝リュウジ大賞受賞。雑誌、広告、演劇ポスター等のイラストや、絵本、書籍などの装画・挿画を手掛ける。主な書籍に『暇と退屈の倫理学』國分功一郎／著（太田出版）、『ギケイキ1・2・3』町田康／著（河出書房新社）、『まいにちをよくする500の言葉』松浦弥太郎／著（PHP研究所）など多数。
Instagram：@ken1watanabe

日々のぽかん体操

2024年7月31日 初版第1刷発行

文　川崎智子
絵・題字　ワタナベケンイチ

発行者　安在美佐緒
発行所　雷鳥社
〒167-0043 東京都杉並区上荻2-4-12
TEL 03-5303-9766／FAX 03-5303-9567
http://www.raichosha.co.jp／info@raichosha.co.jp
郵便振替　00110-9-97086

ブックデザイン　阿部美樹子
協力　小林美和子
編集　甲斐菜摘
印刷・製本　シナノ印刷株式会社

本書の無断転載・複写をお断りします。
乱丁・落丁本はお取り替えいたします。

ISBN 978-4-8441-3807-5 C0077

©Tomoko Kawasaki / Kenichi Watanabe / Raichosha 2024 Printed in Japan.